**中国医学临床百家·病例精解**

山西医科大学第二医院

# 妇产科 病例精解

| | | | | | |
|---|---|---|---|---|---|
| 总 主 编 | 李 保 | 赵长青 | | | |
| 主 编 | 郝 敏 | 王志莲 | | | |
| 副主编 | 魏 芳 | 王永红 | 平 毅 | 王 伟 | 姬艳飞 |
| 主编助理 | 刘芳丽 | | | | |

编 委 （按照姓氏汉语拼音排序）

| | | | | |
|---|---|---|---|---|
| 白尧先 | 郝琦蓉 | 郝晓莹 | 侯勇丽 | 胡晶晶 |
| 李东燕 | 梁婷婷 | 刘二袅 | 刘慧强 | 罗小琳 |
| 牛树茸 | 任晶晶 | 任艺婷 | 茹普霞 | 苏晓强 |
| 孙肖霞 | 田小庆 | 汪景灏 | 王静芳 | 王娟惠 |
| 王岚兰 | 王李娜 | 王文静 | 王跃红 | 武红琴 |
| 徐俊杰 | 杨 婧 | 杨春肖 | 张海涛 | 张利利 |
| 赵 蕙 | 周建政 | | | |

科学技术文献出版社
SCIENTIFIC AND TECHNICAL DOCUMENTATION PRESS
·北京·

**图书在版编目（CIP）数据**

山西医科大学第二医院妇产科病例精解/郝敏，王志莲主编 . —北京：科学技术文献出版社，2019.9

ISBN 978-7-5189-5927-3

Ⅰ.①山… Ⅱ.①郝… ②王… Ⅲ.①妇产科病—病案—分析 Ⅳ.①R71

中国版本图书馆 CIP 数据核字（2019）第 176521 号

## 山西医科大学第二医院妇产科病例精解

策划编辑：巨娟梅 胡 丹 责任编辑：胡 丹 刘小丽 责任校对：文 浩 责任出版：张志平

| | | |
|---|---|---|
| 出 版 者 | 科学技术文献出版社 |
| 地 址 | 北京市复兴路 15 号 邮编 100038 |
| 编 务 部 | （010）58882938，58882087（传真） |
| 发 行 部 | （010）58882868，58882870（传真） |
| 邮 购 部 | （010）58882873 |
| 官 方 网 址 | www.stdp.com.cn |
| 发 行 者 | 科学技术文献出版社发行 全国各地新华书店经销 |
| 印 刷 者 | 北京虎彩文化传播有限公司 |
| 版 次 | 2019 年 9 月第 1 版 2019 年 9 月第 1 次印刷 |
| 开 本 | 787×1092 1/16 |
| 字 数 | 148 千 |
| 印 张 | 12.75 |
| 书 号 | ISBN 978-7-5189-5927-3 |
| 定 价 | 78.00 元 |

# 序

　　医疗技术的突飞猛进和交叉融合给健康带来了福音，大数据和人工智能的开发利用把医疗技术推向一个以往难以企及，但如今却可能成为现实的时代。随着这些新理念、新技术的落地，医疗健康日益受到人们的重视。毋庸置疑，所有这些技术都是借助医务人员的智慧与汗水，通过一个个具体的案例完成的。如果能把这些案例加以归类、总结、提炼和升华，那么这些案例将不再仅仅是存在于医院病案室的档案，而是可以借助出版平台进一步传播，让更多的临床医师快速掌握疾病的诊疗思路，提高诊疗水平的阶梯。如此，原本局限于某家医院某个科室的一个案例，完全有可能通过多层次大范围的链接，延伸为可供临床借鉴和参考的范例，最大限度地发挥其示范效应，最终使患者获得最大的受益，即临床治疗的效果。这一实践也正好符合分级诊疗和医疗资源下沉的顶层设计。

　　随着诊疗技术的发展和对疾病诊疗精准化的要求越来越高，专业的划分也越来越细，因此一本书中难以包罗万象。我们以丛书的形式，将临床多个学科的案例进行分门别类的梳理，以便最大限度地展示相关学科精彩纷呈的工作。阅读这套丛书，读者会从另一个侧面感受到医务人员鲜为人知的故事，比如为了开展一项新技术，如何呕心沥血，千里迢迢甚至远涉重洋，学习交流取经；为了治疗一种复杂疾病，如何组织多学科协作公关等。有时风平浪静，有时惊涛骇浪，无论遇到什么情况，作为实施医疗工作的一线人员，总是犹如千里走单骑，又犹如弹奏钢琴曲，可谓剑胆琴心。

这套丛书的一个亮点是按照病历摘要、病例分析和专家点评的编排体系，把每个病例按照临床实践中三级医师负责制的实际工作场景真实地予以再现，从中可以看到专业理论、医疗技术、临床思维有机结合的精彩画面。这样编排的好处是有利于临床医师和有一定文化背景的非专业人士，对某一疾病透过现象看本质，从疾病的主诉入手，利用现有的和可以进一步检查得到的资料，由浅入深，由此及彼，最终获得规律性的素材，据此抽丝剥茧，通过逻辑推断，获得正确的认识和结论，即临床诊断；接下来进行相关的个性化治疗，为广大患者造福。可以毫不夸张地讲，疾病诊断和治疗的过程有时候丝毫不亚于福尔摩斯对复杂案例的侦探和破解。

值此山西医科大学第二医院百年华诞之际，我们策划出版《山西医科大学第二医院病例精解》系列丛书，通过病例这个媒介，记录下我们医院百年来各科室的优秀学术思想和成果。如果把一个个的案例比作鲜花丛中的一朵朵蓓蕾的话，那么该系列丛书必将喷出醉人的芳香，将为实现人人健康、全民健康、全程健康的顶层设计做出贡献。

李保 赵长青

二〇一九年一月十九日

# 前　言

　　本书是基于我院妇产科临床真实案例整理而成。每个病例从主诉开始，呈现了病史、症状、体征，结合辅助检查，由浅入深，由表及里，层层递进，从诊断到治疗，把三级医师负责制的真实场景以文字、图片等形式予以再现，从中提炼了专业理论、专业技术，更重要的是临床思维。每个案例中不仅有临床总结，还有文献复习，体现了诊治的规范化、个体化、微创化，也不乏人性化。

　　这本书是我们从实践中学习进步的体会，这些真实的案例引发我们思考、寻求答案、探讨机制、分析病因、讨论最佳诊治方案。本书是临床思辩的记录，不仅对妇产科专科知识进行深入的研究，也对多学科综合诊疗进行展现。愿本书可以为妇产科医师提供临床诊断和治疗的线索，也可以为点燃医学生对妇产科学的兴趣贡献绵薄之力。限于编者的水平，本书难免有缺憾和疏漏之处，恳请各位同道和读者不吝指正。

　　本书参编的医师、护士、医学生及相关人员在繁忙的工作之余付出了辛勤的劳动，在此深表感谢！本书承蒙科学技术文献出版社厚爱，在此一并深表感谢！

　　谨以此书献给我们深爱的"山西医科大学第二医院"的百年华诞！在健康中国的进程中，妇幼健康不可或缺，妇产科医师是妇幼健康的保卫者之一，我们肩负重任，让我们"不忘初心，牢记使命"，奋发有为，为大家不断奉献新作！

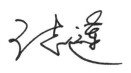

2019 年季夏

# 目　录

第一部分　妇科

## 第二部分 产科

# 第一部分
## 妇科

# 001　宫颈妊娠 1 例

## 病历摘要

患者，女，36 岁，$G_6P_1$（人工流产 4 次，药物流产 1 次，自然分娩 1 次）。主因"停经 49 天，阴道流血半月余"入院。平素月经规律，3~4/28 天，量中，痛经（−），末次月经 2014 年 8 月 6 日。停经 33 天，自测尿妊免阳性，无明显恶心、呕吐等早孕反应。2014 年 9 月 8 日出现阴道少量流血，淋漓不尽，色暗红，伴下腹部坠胀，无发热、腹痛及肛门坠胀，未治疗。9 月 24 日就诊于我院，行妇科彩超（color doppler flow imaging，CDFI）示宫颈管内可见 20.9mm × 8.3mm 孕囊样回声，其内未见胚芽及心管搏动，考虑"宫颈妊娠（cervical pregnancy，CP）"，遂收入我科。查体：体温

1

36.4℃，脉搏 88 次/分，呼吸 20 次/分，血压 113/79mmHg，心肺未见异常，腹软，无压痛及反跳痛。妇科查体：外阴婚产型；阴道畅，可见少量暗红色血迹；宫颈光滑、膨大、质软，宫颈口可见少许暗红色血液流出；宫体前位，正常大小；双附件区未见异常。辅助检查：妇科 CDFI（2014 年 9 月 24 日）示子宫前位，宫体 63.8mm×54.6mm×43.6mm，形态规则，肌层回声不均匀；宫颈 43.7mm×37.9mm，宫颈管内可见 20.9mm×8.3mm 孕囊样回声，其内未见胚芽及心管搏动，周边可见散在血流信号；左侧卵巢（left ovary，LOV）23.5mm×14.1mm；右侧卵巢（right ovary，ROV）27.7mm×14.9mm，其内可见约 16.5mm×12.2mm 低回声区，周边可见环状血流信号。提示①颈管内孕囊样回声；②ROV 内低回声区（黄体？）。血人绒毛膜促性腺激素 β（human chorionic gonadotropin β，β-HCG）（2014 年 9 月 25 日）：5161mIU/ml。住院后完善相关化验及检查，9 月 25 日行双侧子宫动脉栓塞术，9 月 26 日备血，于超声监护下行人工流产术，术中用 7 号吸管吸刮宫颈管及宫腔，吸出蜕膜样组织，未见典型绒毛，术程顺利，术中出血不多，术后给予预防感染治疗。术后 1 天复查血 β-HCG：500mIU/ml。术后患者一般情况良好，于 10 月 1 日出院，嘱其院外监测查血 β-HCG 变化。

## 病例分析

受精卵着床和发育在宫颈管内者称为 CP，极罕见。发病率为 1/12400 ～ 1/8600，近年由于辅助生殖技术的大量应用，CP 发病率有所增高。CP 多见于经产妇，有停经及早孕反应史，由于受精卵着床于以纤维组织为主的宫颈部，故妊娠一般很少维持至 20 周。主要症状为无痛性阴道流血或血性分泌物，流血量一般由少到多，也可为间歇性阴道大量流血。检查发现宫颈显著膨大呈桶状，变软变蓝，宫颈外口扩张边缘很薄，内口紧闭，子宫体大小正常或稍大。CP 诊断标准：①妇科检查发现在膨大的宫颈上方为正常大小的子宫；②妊娠产物完全在宫颈管内；③分段刮宫，宫腔内未发现任何妊娠产物。

本病易误诊为难免流产，若能提高警惕，发现宫颈特异改变，则可以明确诊断。超声检查对诊断有帮助，提示宫腔空虚，妊娠产物位于膨大的宫颈管内。CDFI 可明确胎盘种植范围。

确诊后可行宫颈管搔刮或吸刮术，术前应做好输血准备或于术前行子宫动脉栓塞术以减少术中出血。术后用纱布条填塞宫颈管创面，或应用小水囊压迫止血，若流血不止，可行双侧髂内动脉结扎；若效果不佳，应及时行全子宫切除术，以挽救生命。

为减少刮宫时出血并避免切除子宫，可于术前给予甲氨喋呤（methotrexate，MTX）治疗。MTX 每日肌肉注射 20mg，共 5 日，或 MTX 单次肌肉注射 50mg/m$^2$；或将 MTX 50mg 直接注入妊娠囊内。如已有胎心搏动，也可先注入 10% 氯化钾 2ml 到孕囊内。经 MTX 治疗后，胚胎死亡，其周围绒毛组织坏死，刮宫时出血量明显减少。此例患者在行宫颈吸刮术前已行双侧子宫动脉栓塞术，可显著减少术中出血，故未行 MTX 治疗。

## 病例点评

该患者停经后出现无痛性阴道流血，首先要考虑妊娠相关的出血，尿妊娠试验或化验血 β-HCG 即可协助诊断，该患者停经 33 天，自测尿妊免阳性，可诊断妊娠；下一步应鉴别流产与异位妊娠（如 CP），妇科 CDFI 可协助诊断（示宫颈管内可见 20.9mm×

8.3mm 孕囊样回声，可诊断为 CP）；确诊后可行宫颈管搔刮吸刮术，因术中或术后宫颈收缩不良可能出现大出血，予术前备血，且术前行双侧子宫动脉栓塞术，减少了术中出血，若术后出血多，可用纱布条填塞宫颈管创面，或应用小水囊压迫止血。对于停经后阴道流血要警惕异位妊娠中的 CP，临床医师要及时诊断，及时治疗。

（武红琴）

笔记

# 002 宫角妊娠1例

## 病历摘要

患者，女，24岁。主因"停经65天，疑诊宫角妊娠9天"入院。既往月经规律，末次月经2018年4月11日。2018年5月19日因月经未如期来潮就诊，无恶心、呕吐，无腹痛及阴道流血，化验尿妊娠试验（＋）。2018年6月13日行妇科CDFI示平宫底横断面可见2个略分离子宫内膜回声；宫腔近右侧右宫角处似可见2个孕囊样回声，大小分别约10.4mm×6.2mm及28.5mm×13.8mm，前者似可见少许胚芽，未见明显心管搏动，后者未见明显胚芽及心管搏动，其外侧距右宫角浆膜层距离约4.6mm。提示①宫内早孕（双胎？其一胎停育？宫角妊娠不除外）；②不全纵隔子宫不除外。β-HCG 52670mIU/ml。考虑右侧宫角妊娠？稽留流产？不全纵隔子宫？遂行超声监视下清宫术，超声监测示宫腔内无异常回声后停止手术，手术过程顺利。术后复查妇科CDFI示平宫底横断面可见分离子宫内膜回声，最宽处52.5mm，深度约13.5mm，提示不全纵隔子宫可疑。复查β-HCG 3866mIU/ml。病理检查回报：①（绒毛）送检妊娠早期绒毛；②（蜕膜）送检为蜕膜组织，局部可见少量胎盘种植部位滋养叶细胞，符合宫内妊娠。术后诊断：右侧宫角妊娠，不全纵隔子宫。患者术后恢复好，监测β-HCG下降趋势良好，准予出院。

## 病例分析

宫角妊娠指受精卵种植在子宫与输卵管开口交界处的子宫角

部，为罕见的异位妊娠，发病率仅占异位妊娠的 2%～3%。可引起严重的并发症，如子宫破裂、胎盘残留等，甚至危及孕妇生命。近年来随着患者健康意识的加强及阴式超声和内镜技术的不断提高，宫角妊娠的早期诊断率普遍提高，给宫角妊娠的治疗提供了多种选择的机会。

目前临床上诊断宫角妊娠采用 Jansen 和 Elliot 提出的诊断标准：①腹痛、阴道出血伴子宫不对称性增大，继以流产或阴道分娩；②直视下发现子宫一侧扩大，伴有圆韧带向外侧移位；③胎盘滞留于子宫角处。符合以上任何一项均可诊断为宫角妊娠。但该标准为临床直视下诊断，早孕期则主要依靠超声检查，检出率可达 82.9%。其典型表现为妊娠囊位于一侧膨大的宫角，周围包绕完整的肌层及间质线征，即子宫内膜线向子宫角延续，达妊娠囊边缘。此患者停经后无恶心、呕吐等早孕反应，无腹痛、阴道流血等症状，但血 β-HCG 及超声检查结果可初步诊断为右侧宫角妊娠。

准确的超声诊断是合理选择宫角妊娠治疗方案的前提。治疗方案应根据病灶的大小、附着的部位（与内膜线距离）、子宫肌壁厚度（孕囊附着的部位），个体化选择。以微创、不影响生育为最佳方案。孕早期主要治疗方法为药物保守治疗和 B 超监视下清宫术。药物保守治疗通常选用米非司酮（RU486）联合 MTX，MTX 是一种常用的抗肿瘤药物，这种药物有特异性，正是这种特异性阻止了核酸合成，不让细胞分裂增殖，结合 RU486 的杀胚作用，可获得较好的治疗效果。但此种方法仅以下患者适用：①无明显腹腔内出血表现；②异位妊娠肿块直径＜3cm；③肝、肾功能正常，无血液系统疾患；④血 β-HCG 值＜3000mIU/ml。对于 B 超监视下清宫术病例的选择很重要，需病灶小、距子宫内膜线近，病灶附着部位肌壁厚，此类患者行清宫术成功率和安全系数高。但仍有清宫不全以及子

笔记

宫破裂的风险，术后应注意监测。此患者 β-HCG 52670mIU/ml，但病灶小，病灶附着部位肌壁厚，因此选择行 B 超监视下清宫术，术后给予严密监护。

## 病例点评

①该患者在停经后及时行超声检查，得到准确的诊断和适宜的治疗，并取得良好的疗效。②对于停经后有腹痛及阴道流血的患者应及时行超声检查，对于没有症状的患者也应该密切监测，观察病情变化，以免出现子宫破裂等危及生命的并发症。③早期诊断是关键，而准确的超声诊断是合理选择宫角妊娠治疗方案的前提，对于宫角妊娠治疗方案的选择应遵循个体化原则，根据病灶的大小、附着的部位、子宫肌壁厚度等综合考虑，以微创、不影响生育为最佳方案。宫角妊娠若能得到及时诊断、合理治疗，一般临床疗效甚好。④临床医师要特别注意没有症状的患者，不能因为没有症状而忽视了宫角妊娠的可能性，而由此引发严重的并发症。

### 参考文献

1. 王莎，张冀，赵杨玉，等．宫角妊娠 2 例．北京大学学报（医学版），2018，50（3）：576 – 579.

2. 宋改让，傅晓冬．宫角妊娠的治疗方法探讨．中国计划生育和妇产科，2013，5（2）：46 – 58.

3. 徐玲，马生秀．浅谈宫角妊娠与宫颈妊娠诊疗进展．实用妇科内分泌杂志（电子版），2018，5（25）：20 – 22.

4. Jansen RPS, Elliot PM. Angulas intrauterine pregnancy. Obstet Gynecol, 1981, 58（2）：197.

（张利利）

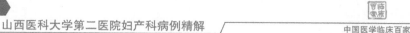

# 003 剖宫产瘢痕妊娠 1 例

## 病历摘要

患者，女，32 岁。2007 年、2010 年分别因"妊娠期高血压病"于当地医院行子宫下段剖宫产术。本次主因停经 52 天，下腹痛 7 天，阴道流血 6 天入院。入院查体：生命体征平稳，腹软，全腹无压痛、反跳痛。妇科查体：外阴婚型；阴道畅；宫颈光滑，举痛（－），摇摆痛（－）；宫体前位，稍大，活动可，压痛（－）；双侧附件区未触及增厚及肿块，压痛（－）。辅助检查：妇科 CDFI 示子宫前位，宫体 62.8mm×67.7mm×53.5mm，形态规则，肌层回声均匀；宫腔下段剖宫产切口处可见 33.6mm×10.7mm 的孕囊光环，其内可见胚芽，长约 6.3mm，可见心管搏动；下段前壁较薄处肌层厚约 1.5mm，交界处可见丰富血流信号；直肠窝（－），双髂窝（－）。超声示宫腔下段孕囊样回声（剖宫产切口瘢痕妊娠可疑）。β-HCG：88332mIU/ml。入院第 2 天行子宫动脉栓塞术，术中分别于左、右子宫动脉内各注射 25mg MTX。入院第 4 天行超声监护下清宫术。术后第 3 天复查 β-HCG 为 8713mIU/ml，出院。

## 病例分析

结合患者病史、体征及辅助检查，该患者系剖宫产瘢痕部位妊娠（caesarean scar pregnancy，CSP）。CSP 指有剖宫产史孕妇，胚胎着床于子宫下段剖宫产切口瘢痕处，是一种特殊部位的异位妊娠，为剖宫产的远期并发症之一。近年来此病的发生率呈上升趋势。随着近年二孩政策的开放，既往剖宫产史的女性再次妊娠几率升高，而且国内剖宫产率居高不下，从而使 CSP 发生率也逐年上升。该患者系二次剖宫术后，因该病早期无明显特异的临床表现，很容易造成误诊，导致大出血、子宫破裂及休克等严重并发症，甚至危及患者生命，所以早期诊断及合理有效的治疗变得极为重要。国外文献报道 CSP 发病率为 1/2216 ~ 1/1800，约占总体剖宫产史妇女的 0.15%，占前次剖宫产史妇女中异位妊娠的 6.1%。CSP 发生的确切机制尚不明确，多数学者认为剖宫术后切口部位创伤导致子宫肌层及内膜连续性中断，愈合后可形成开口于宫颈管的局部凹陷性缺陷，再次妊娠时受精卵着床于该缺陷处，即可形成 CSP。

　　根据超声检查显示的着床于子宫前壁瘢痕处的妊娠囊的生长方向以及子宫前壁妊娠囊与膀胱间子宫肌层的厚度，可将 CSP 分为三型：Ⅰ型、Ⅱ型、Ⅲ型。CSP 临床表现为既往有剖宫产手术史、停经史或阴道不规则出血史，伴或不伴有腹痛。38.6% 的患者以不规则阴道流血为首发症状，有或无明确停经史；15.8% 的患者伴有轻中度的腹痛；8.8% 的患者表现为单纯下腹痛；36.8% 的患者无明显症状，超声检查会偶然发现。超声检查是诊断 CSP 最常用的方法，其诊断准确率达 85.5%。典型 CSP 的超声特点有：①宫腔及宫颈管内未探及妊娠囊；②妊娠囊或混合性肿块位于子宫峡部前壁宫颈内口水平或既往剖宫产瘢痕处；③妊娠囊或肿块与膀胱之间子宫前壁下肌层变薄或连续性中断；④CDFI 在妊娠囊滋养层周边探及明显的环状血流信号，脉冲多普勒显示高速（峰值流速 > 20cm/s）低阻（搏动指数 < 1）血流图。该患者超声见宫腔下段剖宫产切口处有孕囊光环，其内可见胚芽及心管搏动；下段前壁较薄处肌层交界处可见丰富血流信号。此外，还进行了 β-HCG、盆腔磁共振成像（magnetic resonance imaging，MRI）、宫腔镜、膀胱镜、组织病理学

等检查。

此外，还需与以下疾病进行鉴别诊断：宫颈妊娠、子宫峡部妊娠、难免流产、妊娠滋养细胞肿瘤。

CSP 治疗首要目的是及时终止妊娠，防止子宫破裂、大出血等严重并发症的发生，其次是保留患者的生育功能。需依据患者年龄、生命体征、临床表现、孕周大小、血 β-HCG 值、肌层最薄处的厚度、患者是否有生育要求等情况进行综合分析，个体化地选择治疗方案。治疗方案有：①期待治疗；②药物治疗；③手术治疗，包括清宫术、宫腔镜治疗、腹腔镜治疗、经阴道子宫病灶切除修补术、开腹病灶切除术、经腹腔镜、开腹或阴式子宫全切除术；④其他，如介入治疗、高强度聚焦超声。CSP 患者经过治疗后应当随诊至临床症状消失，血 β-HCG 降至正常，并监测超声检查至病灶完全消失。

## 🏥 病例点评

该患者入院当天即行急诊妇科 CDFI，完善相关化验及检查后，入院第 2 天即行子宫动脉栓塞术，得到了及时的诊断和手术治疗，并取得了良好的疗效。目前，因地域环境、经济条件、对疾病的认知程度、确诊时间、超声准确率、就诊医院级别等因素，导致 CSP 的治疗尚无规范、确切、统一的标准。对于孕早期的 CSP 患者，诊治原则为早诊断、早终止、早清除。对于有剖宫产史的妇女再次妊娠时应尽早行 CDFI 检查排除 CSP，一旦确诊 CSP 应该给出尽早终止妊娠的医学建议。对于手术方式的选择，目前尚无绝对的标准，需考虑分型、发生出血的高危因素、患者的生育要求、术者所在医院的设备支持等因素。超声引导下清宫是目前常采用的手术方式。术后应每周监测 1 次血 β-HCG 下降情况，其数值应 3 ~ 4 周恢复正常。

## 参考文献

1. 高俊丽，吴琨．剖宫产瘢痕妊娠的研究进展．云南医药，2018，39（4）：358 – 361.

2. 周逸雪，林英，李云云．子宫瘢痕部位妊娠诊治现状及研究进展．中国妇幼保健，2018，33（12）：2869 – 2873.

3. 金力．剖宫产术后子宫瘢痕妊娠诊治专家共识（2016）．中华妇产科杂志，2016，51（8）：568 – 572.

4. 林玲．剖宫产术后子宫瘢痕妊娠的诊断和治疗措施研究进展．中国处方药，2018，16（12）：22 – 23.

5. 谭蕾，陈莉．超声诊断对剖宫产瘢痕部位妊娠的临床价值评价．检验医学与临床，2018，15（23）：3553 – 3555，3559.

6. 孔阁，欧慧慧，纪新强，等．剖宫产瘢痕妊娠超声分类诊疗的临床价值．实用妇产科杂志，2018，34（10）：786 – 791.

7. 李姝欣，何津，单延红．子宫动脉栓塞治疗早期剖宫产瘢痕妊娠 30 例分析．中国妇幼保健，2018，33（24）：5762 – 5763.

8. 赵姝．剖宫产瘢痕妊娠临床分型与腹腔镜手术方式的探讨．黑龙江医药，2018，31（6）：1339 – 1340.

9. 石瑾．剖宫产瘢痕妊娠的诊治进展．医疗装备，2018，31（20）：203 – 204.

（王娟惠）

# 004. 宫内节育器取出术致肠穿孔1例

## 病历摘要

患者，女，43岁，$G_4P_3$。自然分娩3次，人工流产1次。主因"性生活后少量阴道流血1年余"入院。入院后查体：生命体征平稳，心肺未及异常，腹部平软，无压痛及反跳痛。妇科查体：外阴婚产型；阴道畅；宫颈增大，4cm×4cm大小，部分呈菜花样改变，质脆，接触性出血（＋），活动欠佳；宫体前位，正常大小，活动可，压痛（－）。三合诊检查：右侧附件区未及明显异常，左侧附件区明显增厚，未达盆壁。拟诊断：宫颈鳞状细胞癌ⅡB期，需进一步行盆腔MRI检查及放化疗。患者行妇科CDFI示宫内节育器（intrauterine device，IUD）位置适中，需先行IUD取出术，遂于2015年4月30日于严格无菌操作下手术，术中见宫颈局部呈菜花样改变，伴充血、水肿，钳夹宫颈前唇，颈管狭窄，未见尾丝。子宫探针缓缓进入，探宫腔深度为9cm，子宫前壁可触及IUD，难以取出。上级医师上台，探查IUD与子宫前壁关系密切，未能取出。手术过程中患者无明显腹痛，无恶心、呕吐，术中阴道少量流血，伴轻微下腹不适。术后4小时患者诉下腹持续性腹痛及腹胀，略感恶心，无呕吐，伴发热及头晕，术后无排气、排便。查体：体温38.0℃，脉搏80次/分，呼吸20次/分，血压115/70mmHg，意识清楚，双肺未闻及干湿性啰音，心律齐，各瓣膜听诊区未闻及病理性杂音，腹部膨隆，腹壁韧，全腹压痛（＋），反跳痛（＋），肠鸣音1次/分，移动性浊音（－）。妇科查体：阴道畅，内可见暗红色血迹；宫颈呈菜花样改变，质脆，接触性出血（＋），举痛（＋），摇摆痛（＋）；宫体前位，正常大小，活动可，压痛（＋）；双侧附件区触诊不满意。给予物理降温，急查血常规、肾功能、离子、心肌酶、心肺四项、心电图，并行腹部立位X线检查、床旁腹部彩超。血细胞分析示白细胞$10.06 \times 10^9$/L，嗜中性粒细胞$9.18 \times 10^9$/L，钠136.00mmol/L，肌酸激酶15.00U/L。腹部立位X线检查回报：可见多个气液平面；床旁行经腹部彩超（transabdominal sonography CDFI，TAS-CDFI）示胰腺因胃肠气体干扰显示不清，腹腔可探及多个扩张的肠管回声。考虑腹痛原因待诊（肠穿孔？急性腹膜炎？急性肠梗阻？子宫穿孔？）。给予禁饮食、持续胃肠减压、全量补液、保留灌肠。急诊行腹腔镜探查术。腹腔镜探查所见：盆腔封闭，肠管粘连，封闭盆腔，子宫及双侧附件不可见。腹腔内肠管充血、膨胀，肠管表面可见散在的黄白色薄膜及斑点。大网膜位于上腹部，色泽质地正常，肝缘锐利。目前肠管胀气、充血明显，肠管广泛粘连，表面似有脓苔样物质。考虑肠穿孔并发泛发性腹膜炎，中转开腹。开腹探查可见浓稠血性腹水约300ml，肠管充血、胀气，表面可见脓苔样薄膜附着，肠管与肠管及子宫之间粘连疏松，分离后可见子宫前壁穿孔病灶1cm×1cm大小，表面有细小凝血块附着，伴有渗血。肠管上分别见2处穿孔及1处肠管表面划痕，具体位置为：第1处位于距回盲部70cm近系膜端，穿孔直径为0.5cm。旁开0.5cm处可见1cm的划痕。第2处位于距回盲部80cm处，穿孔直径约1cm。距Tretitz韧带2cm处可见肠管表面充血，散在有暗红色改变，范围8～10cm。遂行肠穿孔修补术＋子宫穿孔修补术，术中同时取出吉尼环1枚，手术过程顺利。术后给予抗炎、持续胃肠减压、补液等对症治疗，术后第7天切口切缘处红肿，挤压后有淡黄色油性分泌物流出，考虑为切口脂肪液化，拆除缝合线，见切口全部哆开，深达前鞘，彻底清创消毒后无菌敷料覆盖。脂肪液化系患者营养不良，切口愈合能力差所致，给予新鲜冰冻血浆200ml补充蛋白，行清创消毒换药。术后第14天开始进食流食。考虑切口较长，深约2cm，换药伤口愈合慢，遂于2015年5月21日行腹部切口Ⅱ期缝合术，术后患者切口愈合可。同日开始宫颈癌放疗，6月12日行第1周期化疗，共3周期。

## 病例分析

　　该患者行IUD取出术后4小时出现持续性腹痛、腹胀。查体下腹膨隆，全腹压痛、反跳痛明显，腹部立位X线检查可见多个气液平面，床旁行TAS-CDFI示腹腔可探及多个扩张的肠管回声。急诊手术确诊子宫穿孔合并肠穿孔。子宫穿孔合并肠穿孔是宫内置IUD、取IUD或人工流产术的严重并发症，大部分经及时手术等治疗恢复良好，极少数发展为感染性休克、多器官功能衰竭（multiple organ failure，MOF）而死亡。肠穿孔发生后一般在短时间内就会出现腹膜刺激征，但是远端小肠破裂或破口小的情形下，由于内容物化学刺激性小，症状体征发展较慢，有可能造成诊断延迟。结合该患者的病情，患者肠穿孔发生在术后4小时，与肠穿孔破口小有关。其主要表现为腹痛、腹胀及发热。所以宫腔操作后患者出现腹痛、腹胀及腹膜刺激征时，要首先考虑合并肠穿孔。

　　该患者发生子宫穿孔合并肠穿孔原因分析如下：患者系宫颈鳞状细胞癌ⅡB期，宫颈组织呈菜花样改变，质脆不利于操作，该疾病可致宫颈狭窄及子宫下段组织脆性增加，容易导致IUD取出困难，且容易发生子宫穿孔。该患者IUD为吉尼环，其尾丝术中未见，导致手术难度明显增大，误导手术者。因此，强调术前通过问诊及辅助检查（超声、X线）要基本确定IUD类型，从而选择合理的手术方式。而操作者对以上的困难认识不足，也是导致子宫穿孔发生的原因之一。肠穿孔发生后应尽快剖腹探查，如果诊断不明确，也可先行腹腔镜探查协助诊断。该患者肠穿孔后症状及体征发作晚，直接导致了严重的泛发性腹膜炎，剖腹探查后，切口未能Ⅰ期愈合，进行二次缝合后痊愈，这无疑给患者带来了更多痛苦。

国内有报道取环致子宫穿孔、血性腹膜炎等急腹症，但鲜见合并肠穿孔。许多资料表明，妇科操作致子宫穿孔、肠穿孔的常见原因有以下几种：①宫内操作前未进行妇科检查或检查结果与实际情况不符。这是引起子宫穿孔合并肠穿孔的最常见原因。由于手术前不能够正确判断子宫大小及屈曲方向，手术中盲目探查、操作，尤其是子宫过度后屈或前屈，探针方向与宫腔方向相反时，极易造成子宫峡部的穿孔。②手术违规进行。手术操作中不讲究方法、技术，盲目粗暴用力，操作不谨慎，或未按常规操作规程进行手术，尤其是宫颈内口较紧或哺乳期妇女子宫太软，极易造成子宫颈部损伤及子宫穿孔。③子宫有病变存在。多次刮宫或多胎多产或子宫原有手术史（瘢痕子宫），均可使子宫壁受损，韧性下降，再次手术时易致穿孔。④子宫发育异常。这也是手术时致子宫穿孔的主要原因之一。

对于妇女行IUD取出术，应仔细行妇科检查，了解子宫、附件及盆腔情况，做到心中有数。对于绝经后妇女，绝经时间越长，取环难度越大。绝经后在6～12个月取环较适宜，此时女性生殖器无明显萎缩，取器较容易，成功率也高。绝经期宫颈萎缩、质韧的女性，可以阴道局部使用雌三醇软膏，改善宫颈条件后取环。

对于绝经期妇女扩张宫颈口困难者，术前可采用：①人工周期疗法1个月，使阴道上皮增生，弹性增强，宫颈组织变软，宫颈口松弛，使IUD易于取出；②术前1周每日口服尼尔雌醇5mg；③术前

15 分钟加用地西泮 10mg 作宫颈封闭。尼尔雌醇有改善绝经后妇女阴道和宫颈条件的作用，地西泮具有松弛宫颈平滑肌的作用，联合使用可取得令人满意的效果。

## 病例点评

IUD 取出术虽是小手术，但器械进入宫腔方向不明，术者心中无数，操作粗暴易引起子宫穿孔，甚至肠穿孔，出现严重的并发症。因此术前必须检查清楚子宫位置。对宫颈口较紧者，应先扩张宫颈口，以免引起子宫穿孔或 IUD 变形。术中探宫腔深度超过术前宫腔深度者，要立即停止手术，严密观察，识别异常，及时处理，避免由于诊断延误，导致严重并发症。若取 IUD 时阻力增大不要强取，可在 B 超监测下或宫腔镜下进行。而对于特殊情况 IUD 的取出，例如宫颈癌、绝经后宫颈萎缩、年龄大于 70 岁以上者，建议在宫腔镜下进行。

（郝晓莹）

# 005 宫内节育器膀胱异位伴结石形成1例

## 病历摘要

患者，女，44岁，$G_4P_1$。自然分娩1次，药物流产3次。10年前置V型IUD。2个月前性生活后出现全程肉眼血尿，色鲜红，无腹痛，无尿频、尿急、尿痛、排尿困难，无下腹憋胀，之后血尿症状间断出现。就诊于泌尿外科门诊，行泌尿系CDFI示膀胱内强回声（考虑结石可能），双肾、双侧输尿管未见明显异常，化验尿常规示镜检红细胞820个/μl，镜检白细胞354个/μl。以"膀胱结石"收住泌尿外科。入院后行盆腔计算机体层摄影（computerized tomography，CT）示膀胱腔内可见类圆形钙化密度影，大小1.3cm×1.0cm，不排除IUD异位至膀胱内，后行膀胱镜检查示IUD异位伴结石形成。请妇科会诊，行妇科CDFI示IUD位于宫颈管内，进一步行宫腔镜检查示宫颈管可及部分IUD，两端均嵌入宫颈管壁（图1）。完善检查后，行经尿道膀胱结石钬激光碎石术＋经阴道异位IUD取出术，术中以膀胱镜经尿道插入膀胱，见膀胱内IUD一端自膀胱后壁穿入，上附着一直径约1.5cm的黄褐色结石，形态不规则，双侧输尿管口可见，以钬激光碎石系统将结石逐步粉碎呈小颗粒状，以冲洗器将结石碎块冲洗出来。留置F20号三腔导管持续冲洗膀胱，冲洗液清亮无血性。后由妇科医师手

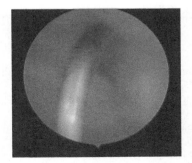

图1　宫腔镜检查显示节育器嵌顿于宫颈管壁

术：阴道窥器暴露宫颈，可见 IUD 一端位于宫颈外口内侧，用长弯钳钳夹 IUD 一端，拉出困难，取阴道前穹隆近宫颈口切口，长约 3cm，钝性游离，分离 IUD 周围组织，并完整取出，0 号薇乔线连续缝合切口。阴道消毒，填塞 2 块纱布压迫止血。术后 2 天取出阴道塞纱 2 块，无渗血。术后持续冲洗膀胱 3 天，术后 7 天出院，术后留置尿管 14 天，拔除尿管后排尿顺畅。

## 病例分析

IUD 是一种相对安全、有效、简便、经济且可逆的避孕方式，约 40% 育龄期女性选择此避孕方式。IUD 常见的不良反应及并发症有腹痛、不规则阴道流血、盆腔炎性疾病、IUD 异位、IUD 嵌顿、带器妊娠等，其中 IUD 异位的发生率为 1‰ ~ 3‰。IUD 异位是指其离开子宫腔的正常位置，全部或部分嵌入子宫肌层，甚至穿破子宫壁进入盆腹腔。据文献报道，MCuⅡ型功能性 IUD（爱母）异位及嵌顿发生率高于 T 型、宫铜型、O 型和宫腔型。早期 IUD 异位的分型以宫腔为中心分为 4 型：Ⅰ型为进入内膜，Ⅱ型为进入肌层，Ⅲ型为穿透宫壁，Ⅳ型为进入临近脏器。同时有学者将 IUD 穿透子宫分为 2 种，分别为急性子宫穿透及慢性子宫穿透，急性子宫穿透为在放置 IUD 时已发生子宫穿透；慢性子宫穿透则为术者将 IUD 放置于正确位置，但经长期慢性挤压 IUD 穿透子宫。IUD 异位的原因尚不明确，高危因素包括 IUD 型号与子宫不匹配、子宫畸形、子宫发育不良、子宫内膜炎以及宫腔内异常团块挤压等。膀胱位置紧邻子宫，有较强的伸缩性，当膀胱空虚时膀胱壁厚达 15mm，而膀胱充盈时膀胱壁厚仅 2 ~ 3mm，膀胱底部与宫颈相邻，尤其是膀胱充盈（未排空膀胱）时膀胱颈及底部向后突，因此当膀胱充盈之时，

IUD由子宫前壁游离出子宫外逐渐侵入膀胱形成IUD膀胱异位。IUD异位膀胱后，由于异物刺激出现反复发作的膀胱炎，尿中钙盐附着于IUD，形成膀胱结石，而异位膀胱的IUD使膀胱损伤处的组织发生慢性无菌性炎症，损伤的膀胱壁可自然修复。膀胱结石形成后，可伴有不同程度的血尿和膀胱刺激征。

IUD膀胱异位需根据详细病史、体征和辅助检查来诊断，详细了解患者置IUD史和生育史，放置IUD时是否出现下腹部疼痛以及放置后随访情况。辅助检查包括妇科超声、泌尿系超声、盆腔X线、盆腔CT、宫腔镜、腹腔镜和膀胱镜。膀胱充盈下行B超检查多数可明确诊断，本病例中患者行盆腔CT检查明确发现宫内IUD异位于膀胱，进一步行膀胱镜、宫腔镜检查，明确IUD与膀胱的位置，为进一步指导手术方式提供明确参考。宫腔镜检查不仅能够直视下观察IUD有无下移、变形、嵌顿、异位，而且可明确宫腔粘连及IUD嵌顿、异位严重程度，是临床困难取器的重要检查方法及治疗手段之一。但对于IUD完全游离于宫腔外者，则需借助CT、膀胱镜、腹腔镜，必要时需行开放式手术探查以明确诊断及治疗。

对于IUD异位的处理，无论有无症状，一经发现应尽早取出。总的原则就是在取出IUD的同时，要避免感染和损伤邻近脏器。内镜治疗较开放手术损伤小，恢复快，是首选的治疗方式，也可采用外科手术和腹腔镜手术。对于IUD异位至膀胱后的取出方法，主要有膀胱镜、腹腔镜和开放手术等。但本例患者IUD嵌顿于膀胱壁内，大部分位于宫颈管内，经宫颈取出困难，如强行取出易加重膀胱壁损伤至穿孔，甚至膀胱子宫阴道瘘形成。故应根据患者IUD的位置采取个性化的治疗方案，避免邻近脏器的损伤和术后并发症的发生。

IUD异位的预防，首先应在放置IUD前对患者进行教育，例如告知术前 3 天及术后 2 周严禁房事，保持外阴清洁，洗澡选择淋浴以免宫腔感染；同时严格遵守放置 IUD 的适应证和禁忌证；完善相关检查，选择适当型号的 IUD；产后、哺乳期和流产后放置 IUD 时选择有经验的医师操作，且可在超声引导下手术，以减少 IUD 异位的发生。其次应在术后嘱患者行超声检查以确定 IUD 位置，并且于术后 1、3、6、12 个月及此后每年进行妇科 CDFI 检查。绝经后女性应尽快行 IUD 取出术，以免 IUD 嵌顿，必要时行腹部 X 线、妇科 CDFI、CT、膀胱镜检查等以明确 IUD 异位诊断。

## 病例点评

①该患者无明显腹痛病史，且 IUD 位于宫颈管，穿孔的原因考虑为 IUD 下移，因宫颈对疼痛不敏感，且血管少，出血少，故一般不能及时发现，直至 IUD 侧臂穿入膀胱。异位至膀胱内的 IUD 时间长将会被钙盐沉积所包裹形成结石，最后因性生活后出现无痛性血尿就诊于泌尿外科。

②该患者虽无膀胱刺激症状，但根据患者尿常规检查提示有尿路感染，同时根据相关辅助检查可判定患者 IUD 异位膀胱且形成结石。

③该患者诊断明确，行盆腔 CT、膀胱镜及宫腔镜检查达到明确诊断，根据术中所见，患者 V 型 IUD 大部分在宫颈管内，有长约 1cm 位于膀胱内，上附着一直径大小约 1.5cm 的黄褐色结石，故以钬激光碎石系统将结石逐步粉碎呈小颗粒状，碎石后拟用长弯钳钳夹出 IUD，但拉出困难，故经阴道前穹隆切开宫颈游离出 IUD 取出。术后患者留置尿管，观察尿液颜色，复查尿常规及相关辅助检查后方可出院。

④IUD 嵌顿与带器时间的长短、IUD 的类型及子宫状况有关。超声诊断中 IUD 下移、嵌顿于子宫肌层或外游至腹腔较为常见，嵌顿于子宫及膀胱壁之间，并形成结石的并不多见，需根据患者泌尿系症状及早诊断并治疗。

## 参考文献

1. 裴芳利，黄爽，陈思达，等．节育器膀胱内异位伴结石形成1例报道．中华生殖与避孕杂志，2018，38（2）：142-146.

2. 贾瑞君，李莉，胡丹玲，等．宫内节育器部分异位至膀胱嵌顿伴膀胱结石一例报告．国际生殖健康/计划生育杂志，2018，37（3）：262-264.

3. 曹泽毅．中华妇产科学．（第2版）．北京：人民卫生出版社，2004.

4. 李莉琛，吴友英，陈默，等．宫内节育器嵌顿原因临床案例．世界临床医学，2016，10（5）：245-246.

5. 林丽霞．不同放置时机对宫内节育器预后的影响．中国乡村医药，2017，24（4）：13-14.

6. 周亚丽，张俊．109 例宫内节育器嵌顿因素分析．医药前沿，2017，7（8）：123-124.

7. 徐遵礼，张前兴，朱建平，等．宫内节育器异位至膀胱四例．中国计划生育和妇产科，2015，7（2）：75-76.

（张海涛）

21

# 006 阴道斜隔综合征 1 例

## 病历摘要

　　患者，女，11 岁。主因"周期性下腹痛 1 年，不规则阴道流血 9 个月"入院。患者 2017 年 5 月初潮，痛经（＋），可耐受。2017 年 9 月经期后阴道流血，伴下腹痛，就诊于当地医院，行妇科超声示子宫发育异常，双子宫，双宫颈。2018 年 2 月 1 日就诊于我院。妇科查体：①外阴，阴毛女性分布，阴道口可见暗红色血液流出；②肛诊，阴道壁可及 9cm×7cm 囊性肿块，偏向右侧，触痛（－），盆腔可及 2 个宫体，均正常大小，左附件区增厚，压痛（－）。辅助检查：妇科超声示双子宫、双宫颈可疑，宫颈下方阴道可见液性暗区，子宫上方囊性回声区（卵巢冠囊肿？）；泌尿系超声示右侧肾缺如。诊断：阴道斜隔综合征Ⅱ型，双子宫，双宫颈，LOV 冠囊肿，右肾缺如。完善相关检查后计划行腹腔镜探查术＋宫腔镜下阴道斜隔切开术，但患者就诊时已为月经净后，因错过月经期的最佳手术时机，故于 1 个月后月经再次来潮第 2 天行手术治疗，术后患者月经来潮规律，痛经及经净后阴道流血症状消失。目前随访中。

## 病例分析

　　国际上将阴道斜隔综合征称 Herlyn-Werner-Wunderlich 综合征（Herlyn-Werner Wunderlich syndrome，HWWS），是指双子宫、双宫颈，一侧阴道完全或不完全闭锁的先天畸形，多伴阴道闭锁侧的泌尿系畸形，以肾缺如多见。多以斜隔侧经血潴留就诊，一

笔记

般双侧宫颈、子宫发育完整。根据阴道斜隔的形态，北京协和医院于 1985 年提出了 HWWS 的 3 种分型。Ⅰ型（即无孔斜隔型）：一侧阴道完全闭锁，阴道斜隔后的子宫与外界及对侧子宫完全隔离，两子宫间和两阴道间无通道，子宫腔积血聚积于斜隔后腔（图 2A）。Ⅱ型（即有孔斜隔型）：一侧阴道不完全闭锁，阴道斜隔上有 1 个直径数毫米的小孔，斜隔后的子宫与对侧子宫隔绝，经血可通过斜隔上的小孔滴出，但引流不畅（图 2B）。Ⅲ型（即无孔斜隔合并子宫颈瘘管型）：一侧阴道完全闭锁，在两侧子宫颈之间或斜隔后腔与对侧子宫颈之间有一小瘘管，斜隔侧的经血可通过另一侧子宫颈排出，但引流不畅（图 2C）。

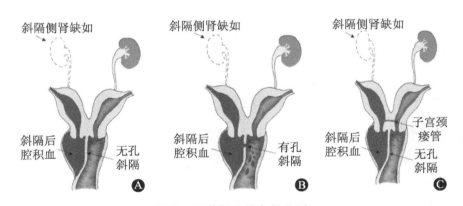

图 2　阴道斜隔综合征分型

　　临床上以Ⅰ、Ⅱ型多见，也有不似典型Ⅰ、Ⅱ、Ⅲ型的类 HWWS，如无孔斜隔合并一侧子宫颈闭锁型等。患者均在青春期或育龄期发病，临床症状与阴道斜隔闭锁程度有关。早期诊断、早期治疗不仅可及时缓解症状还可以预防并发症的发生。3 种类型患者均有痛经进行性加重，Ⅰ型患者发病年龄小，初潮后发病早，痛经严重，多伴有一侧下腹痛，因长期经血倒流，可引起子宫内膜异位症。阴道检查可触及囊性肿块固定在一侧阴道壁和穹隆上，位置较低，肿块较硬，宫腔积血时可触及子宫增大；Ⅱ型和Ⅲ型患者主要表现为经期延长、阴道脓性或血性分泌物，因隔后腔内长期积脓，可继发感染导致盆腔炎或盆腔脓肿。阴道检查可见脓液自阴道顶端流出。

超声检查简便、无创，是 HWWS 的首选诊断检查。超声图像显示双子宫及阴道闭锁侧的宫腔或阴道积液，阴道斜隔侧多伴有肾脏缺如。子宫输卵管造影（hysterosalpingography，HSG）有助于诊断。MRI 对水样液体较敏感，能清晰地显示隔后腔与宫颈的关系，且其具有良好的组织分辨力及多参数、多方位成像功能，对子宫结构的显示明显优于 CT，可更好地显示生殖系统与泌尿系统的畸形和并发症，可很好地显示阴道畸形的类型，判断宫颈结构是否正常、子宫是否存在功能性内膜及阴道的梗阻水平，从而指导制定适合的手术方案。

此类患者最典型的症状是青春期月经来潮后痛经及阴道不规则出血，部分患者因经血潴留导致继发感染的症状，如发热、下腹痛等，该患者从病史上来看符合 HWWS 的特征，辅助检查示宫颈下方阴道内囊性肿块，结合肛诊触及阴道内肿块，均提示高度可疑 HWWS。此病从诊断方面还应与其他生殖道畸形相鉴别，如处女膜闭锁、阴道闭锁等。

手术治疗是本病唯一有效的方法，目的是缓解症状和保留生育能力。经阴道斜隔切除术或切开术是最理想的手术方式，也是解除生殖道梗阻最有效而且简易的方法。值得注意的是勿因盆腔肿块行剖腹探查术，避免行患侧子阴道斜隔切除术，避免仅行阴道斜隔切开术，因后者易于发生术后斜隔切开部位粘连，并且保留积血侧子宫可能提高受孕能力。绝大部分患者可通过只进行阴道斜隔切除术或切开术而获得治愈。近年来随着微创技术的发展，Lee 等提出腹腔镜和宫腔镜联合对此病进行诊断和治疗，行腹腔镜下积血侧子宫切除术和宫腔镜辅助下阴道斜隔切除术，获得好的治疗效果，提出宫腹腔镜联合应该是该疾病标准治疗方式。但该手术方式是否可以得到普遍应用尚有待商榷。

保持手术重建的生殖道的开放对临床医师是个具有挑战性的问题。手术的关键在于能够减少斜隔切开部位的粘连闭锁。因此部分学者建议一经确诊即应行阴道斜隔切除术。手术时机选择在月经期较好，此时阴道壁肿块张力大，易于定位。手术时经囊壁小孔或阴道内肿块最突出处穿刺定位，抽出陈旧血或脓液后，顺针头纵行切开阴道隔膜达足够长，上至穹隆，下至囊肿最低点，以便引流通畅。

## 病例点评

HWWS 是一种罕见的生殖道畸形疾病，患者常表现为双子宫、双宫颈，双阴道和一侧阴道完全或不完全闭锁的先天畸形，多伴有闭锁侧泌尿系的畸形，如肾脏缺如。患者一旦畸形得以纠正，在生育能力方面与正常妇女相同，两侧子宫均可正常妊娠及分娩，但少部分也可有流产、胚胎停育、异位妊娠的结局。该患者是青少年，行腹腔镜探查术＋宫腔镜下阴道斜隔切开术可以避免子宫内膜异位症的发生，可以防止正常解剖结构的进一步变形和生育能力的丧失。

### 参考文献

1. 朱兰，郎景和，宋磊，等．关于阴道斜隔综合征、MRKH 综合征和阴道闭锁诊治的中国专家共识．中华妇产科杂志，2018，53（1）：35－42.

2. 顾海磊，唐文伟，郑金霞，等．MRI 在阴道斜隔综合征诊断中的临床应用．实用放射学杂志，2018，34（2）：238－240.

（郝琦蓉）

# 007 盆腔脏器脱垂1例

患者，女，58岁。主因"阴道口块状物脱出并逐渐增大1年余"就诊入院。患者50岁自然绝经，绝经后无阴道流血及排液。2017年5月出现搬重物、咳嗽、打喷嚏等腹压增加时自觉阴道口块状物脱出，约核桃大小，平卧时可自行回纳，站立位时脱出，伴尿频，无腹压增加时不自主溢尿。2018年10月自觉阴道口块状物逐渐增大，约鸡蛋大小，平卧时不可自行还纳，需用手回纳，伴行走时摩擦出血，伴溃疡，伴夜尿频多，遂入住我科。妇科查体：外阴婚产型；阴道前壁完全脱出于阴道口外，呈半球状，阴道皱襞消失；阴道后壁完全脱出于阴道口外，呈半球状，阴道皱襞消失。宫颈光滑，宫颈与宫体全部脱出于阴道口外，宫颈外口可见陈旧性裂伤；宫体萎缩，质中，活动可，压痛（－）；双侧附件区未及明显异常。盆腔脏器脱垂定量分期法（pelvic organ prolapse quantification，POP-Q）分度：Ⅲ度（表1）。

表1　POP-Q评分（屏气后检查）

| Aa | Ba | C |
| --- | --- | --- |
| +3 | +5.5 | +5.5 |
| Gh | Pb | TVL |
| 4cm | 2cm | 6cm |
| Ap | Bp | D |
| +3 | +3 | +3 |

盆腔脏器脱垂（pelvic organ prolapse，POP）指盆腔器官脱出

于阴道内或阴道外。病因包括妊娠分娩，特别是产钳或胎吸下困难的阴道分娩；产后过早参加体力劳动；衰老、慢性咳嗽及持续负重或便秘导致的腹压增加等。临床分度：我国沿用传统分度将脱垂分为3度。①Ⅰ度轻型：宫颈外口距处女膜缘＜4cm，未达处女膜缘；重型：宫颈已达处女膜缘，阴道口可见子宫颈。②Ⅱ度轻型：宫颈脱出阴道口，宫体仍在阴道内；重型：部分宫体脱出阴道口。③Ⅲ度：宫颈与宫体全部脱出于阴道口外。阴道前壁膨出分为3度：Ⅰ度，阴道前壁形成球状物，向下突出，达处女膜缘，仍在阴道内；Ⅱ度，阴道壁展平或消失，部分阴道前壁突出于阴道口外；Ⅲ度，阴道前壁全部突出于阴道口外。阴道后壁膨出分为3度：Ⅰ度，阴道后壁达处女膜缘，但仍在阴道内；Ⅱ度，阴道后壁部分脱出阴道口；Ⅲ度，阴道后壁全部脱出阴道口外。根据该患者病史、体征及临床分度标准，该患者入院诊断为：子宫脱垂Ⅲ度，阴道前壁膨出Ⅲ度，阴道后壁膨出Ⅲ度，绝经后期。根据患者病情、年龄选择手术方式。患者58岁，可以选择传统手术：①阴式子宫全切及阴道前后壁修补。必要时可行阴道旁修补，不置入体内任何补片，此种手术费用低，但相对复发率较高，40%～50%的患者日后需要二次手术，二次手术由于瘢痕的形成，将更加困难。②腹腔镜下阴道骶骨固定术。利用补片行阴道骶骨固定术，切除或不切除子宫，此种手术需利用补片将阴道固定于骶骨前。该手术效果较好，术后复发率较传统手术低，但因需置入体内补片，异物植入人体后可能出现排异、侵蚀及无菌性炎症等，且补片价格贵，医保不负担。③阴道闭合术。适用于年老、无性生活要求者，若要求保留子宫，其日后有病变可能，不能检查宫颈病变且宫腔病变不能早期发现。④腹腔镜下子宫腹壁悬吊术。不切除子宫，此种手术需利用补片将阴道固定于腹壁切口筋膜层，手术效果较好，但因需置入体内补片，异物植入人体后可能出现排异、侵蚀及无菌性炎症等，且补片价格昂贵，医保不负担，保留器官日后有再生疾病可能，必要时需再次手术取出补片。但无论何种治疗方案，术后均有复发可能。与患者及其家属充分沟通后，予行全麻下腹腔镜联合阴式子宫全切术＋双侧附件切除术＋盆腔粘连松解术＋宫骶韧带悬吊术，术后7天痊愈出院。

## 📋 病例点评

　　该患者为58岁绝经后期女性，阴道口块状物脱出并逐渐增大1年余，子宫脱垂诊断明确。对于脱垂超出处女膜的有症状患者可考虑手术治疗，根据患者不同年龄、生育要求及全身健康状况，治疗应个体化。手术的主要目的是缓解症状，恢复正常的解剖位置和脏器功能。关于术式的选择，考虑到患者年龄58岁，无压力性尿失禁，且经济条件差，无法承担补片费用，故选择子宫全切术＋双侧附件切除术＋盆腔粘连松解术＋宫骶韧带悬吊术，通过自身组织修复重建。患者术后3个月内避免增加负压及负重，建议规律随访终生，及时发现复发，处理手术并发症。

（牛树茸）

# 008　卵巢子宫内膜异位囊肿破裂1例

## 病历摘要

　　患者，女，27岁。已婚未育，因"间断下腹憋胀伴腹痛6天，加重1天"就诊我院妇产科。该患者月经来潮前2天即出现间断下腹憋胀伴轻微隐痛，月经来潮4天后，无明显诱因突发下腹弥漫性疼痛，休息后不能好转，无发热、寒战，无恶心、呕吐，无肛门坠胀感。查体：体温正常，被动体位，腹肌紧张。妇科查体：宫颈举痛（＋），摇摆痛（＋）；宫体正常大小，质中，压痛（－）；右附件区可触及大小约11cm×6cm肿块，质中，周界清，活动度差，压痛（＋），左附件区未触及肿块，压痛（－）。三合诊查体：子宫直肠陷窝未及明显触痛结节。行妇科 CDFI 提示右附件区可见约112.1mm×60.2mm囊实性回声区，以囊性为主，形态欠规则，囊性部分内伴密集光点，周边可见少许卵巢组织回声，子宫前方液暗区约80.0mm，右髂窝液暗区约26.3mm，肝肾间隙液暗区约24.4mm，脾肾间隙液暗区约55.9mm，内伴密集光点。子宫及左附件正常。超声诊断：右附件区囊性实性回声区（巧克力囊肿破裂?），盆腹腔积液（图3）。急查血常规：白细胞计数 $20.40 \times 10^9$/L，红细胞计数 $4.03 \times 10^{12}$/L，血红蛋白浓度129g/L，血小板数 $399 \times 10^9$/L，中性粒细胞绝对值 $19.03 \times 10^9$/L，中性粒细胞百分比93.3%，CA125 381.20kU/L。综合以上情况，考虑 ROV 子宫内膜异位囊肿破裂，给予半卧位，使炎症局限，减少腹膜刺激征，经积极抗感染等对症支持治疗，下腹憋胀及腹痛明显好转，复查血常规正常，待月经干净后返院手术治疗，行腹腔镜下 ROV 子宫内膜异位囊肿剥除术，术中快速冰冻病理检查及术后石蜡病理检查结果均证实为ROV子宫内膜异位囊肿，术后给予促性腺激素释放激素激动剂（gonadotrophin – releasing hormone agonist，GnRH-a）药物治疗6周期，术后恢复良好。

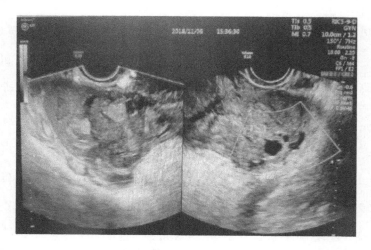

图3　妇科CDFI示右附件区囊实性回声区，囊性部分内伴密集光点

## 病例分析

子宫内膜组织（腺体和间质）出现在子宫体以外的部位时，称为子宫内膜异位症，简称"内异症"。异位内膜可侵犯全身任何部位，但绝大多数位于盆腔脏器和壁腹膜，以卵巢最常见。卵巢子宫内膜异位囊肿指异位的子宫内膜在卵巢组织内生长，随着周期性出血使卵巢不断增大而形成单个或多个囊肿，陈旧性血液聚集在囊内形成咖啡色黏稠液体，似巧克力样，俗称"卵巢巧克力囊肿"。囊肿表面呈灰蓝色，大小不一，直径多在5cm左右，较大者可至10～20cm。受卵巢激素周期性变化影响，囊肿周期性出血使囊内压力增大，且囊壁血管丰富，局部高度充血，组织软脆，易自发破裂。有

文献报道卵巢子宫内膜异位囊肿破裂的发生率为6%～8%，术前诊断率为37.5%～78.0%。卵巢子宫内膜异位囊肿破裂多发生于围月经期或经期。此外，外力作用，如性生活等也可导致卵巢子宫内膜异位囊肿破裂。卵巢子宫内膜异位囊肿一旦破裂，大量内容物溢出，严重刺激腹膜，形成化学性腹膜炎，是临床不可忽视的急腹症之一。同时，囊内容物刺激腹膜发生局部炎症反应和组织纤维化，导致卵巢囊肿与邻近器官、组织紧密粘连，造成囊肿固定。

典型的卵巢子宫内膜异位囊肿破裂常表现为突发性下腹剧痛，伴腹膜刺激症状，无休克或血压下降。妇科检查可触及附件区粘连肿块，子宫骶韧带及子宫直肠陷凹处可触及触痛性结节。超声诊断的敏感性和特异性均在96%以上，可提示卵巢囊肿呈圆形或椭圆形，与周围组织粘连，尤其与子宫粘连严重，边界欠清，囊壁厚而粗糙，内有细小的絮状光点，伴盆腔积液。阴道后穹隆穿刺可抽出较黏稠咖啡色液体，患者可有原发性或继发性痛经史、不孕史或内异症史。内异症患者血清CA125水平可能升高，但变化范围很大，多用于重度内异症、盆腔有明显炎症反应、卵巢子宫内膜异位囊肿破裂或合并子宫腺肌病者。故血清CA125升高在巧克力囊肿破裂患者中有提示意义。

由于囊肿破裂后囊内巧克力样液体溢入腹腔，引起剧烈腹痛，导致临床上易误诊为异位妊娠、卵巢囊肿蒂扭转、黄体破裂出血、阑尾炎、急性盆腔炎等，需认真鉴别。①异位妊娠：多有停经史，尿HCG阳性或血HCG升高，常伴内出血性休克或贫血，后穹隆穿刺可抽出暗红色不凝血。②卵巢囊肿蒂扭转：常发生于中等大小的囊肿，因多数囊肿为实性不均质肿块，故重心偏于一侧，发病前多有体位改变，与月经周期无关。③黄体破裂出血：多发生于黄体期，无停经史，阴道后穹隆穿刺可抽出暗红色不凝固血液。④阑尾炎：有转移性右下腹痛特点，查体麦氏点压痛、反跳痛，白细胞及中性粒细胞计数明显升高，但无血清 CA125 明显升高。⑤急性盆腔炎：有体温升高，查体下腹压痛、反跳痛，白细胞及中性粒细胞计数明显升高。与月经周期无关。

卵巢子宫内膜异位囊肿破裂时囊液不断外溢可能在腹腔内造成粘连，加重盆腔粘连或形成新的病灶，可使痛经进行性加重或不孕，所以对于明确诊断及可疑患者均应在合适的手术时机进行手术治疗。治疗的根本目的为：缩减和去除病灶；减轻和控制疼痛；治疗和促进生育；预防和减少复发。手术范围根据年龄、生育要求和病变程度决定，术中尽量切除病灶，彻底冲洗腹腔。对于年轻、有生育要求的患者应行保留生育功能的保守性手术，保留子宫及卵巢，行卵巢囊肿剥除术，术后复发率为40%，术后需尽早妊娠或使用药物以减少复发，并定期随访。对于年龄较大或无生育要求的患者，为避免复发，可选择行切除子宫、保留卵巢手术或根治性全子宫、双附件切除术。内异症的手术指征：①卵巢子宫内膜异位囊肿直径≥4cm；②合并不孕；③痛经药物治疗无效。手术以腹腔镜为首选。临床有以下情况应警惕内异症恶变：①绝经后内异症患者，疼痛节律改变；②卵巢囊肿直径 >10cm；③影像学检查发现卵巢囊肿内部实性或乳头状结构，CDFI 检查示病灶血流丰富，阻力低；④血清 CA125 水平 >200kU/L（除外感染或子宫腺肌病）。内异症恶变的治疗应遵循卵巢癌的治疗原则。故重视内异症的早期诊断和治疗是防止恶变的最好策略。

该患者系巧克力囊肿破裂，破裂后肿块大小为11cm×6cm，应积极对症治疗后行择期手术治疗，患者有生育要求，应行保留生育功能手术。待再次月经干净后手术，可避免盆腔充血，急性炎症期会增加手术难度。术前患者需充分理解、认知和知情同意手术的风险，还应做好充分的肠道准备，提高手术的安全性，避免手术损伤。术后根据美国生殖医学学会内异症分期、生育指数决定期待自然妊娠或行辅助生殖技术助孕。

## 🩺 病例点评

卵巢子宫内膜异位囊肿破裂是内异症较常见的并发症。近年来随着内异症发病率的升高而有所增加，成为一种不容忽视的新型妇科急腹症，严重危害妇女的健康和生活质量。术前误诊和漏诊率较高，误诊率高达57%～90%。该病若不能及时正确诊断及处理，后果严重。

该患者有典型的腹痛伴腹膜刺激症状，症状发生于月经期，结合超声诊断、CA125，卵巢子宫内膜异位囊肿破裂诊断基本明确。有些患者囊肿破口较小，内容物缓慢溢出，临床不一定有典型急腹症表现，但可在慢性腹痛的基础上加重，形成盆腔广泛粘连，容易被临床医师忽视。希望妇产科医师能够提高对卵巢子宫内膜异位囊肿破裂的认识，重视临床工作中病史的采集，重视患者月经史、生育史，重视对妇科CDFI及CA125检查结果的分析。以提高诊断率，减少误诊和漏诊，改善患者预后。

### 参考文献

1. 谢幸，孔北华，段涛. 妇产科学.（第9版）. 北京：人民卫生出版社，2018.

2. 郎景和，崔恒，戴毅，等. 2015年子宫内膜异位症的诊治指南专家解读. 中华妇产科杂志，2017，52（12）：857－861.

3. 鲁娟，董晓明，曹培勇. 卵巢子宫内膜异位囊肿破裂23例临床分析. 临床误诊误治. 2015，28（5）：47－49.

（姬艳飞）

# 009 子宫腺肌病 1 例

## 病历摘要

患者，女，50 岁。主因"经量增多 8 月余，头晕、乏力 1 月余"入院。既往月经规律，6 ~ 7/27 天，量中，色暗红，痛经（-），末次月经：2017 年 1 月 22 日。2016 年 5 月 28 日月经来潮后，经量增多，为既往月经量的 2 倍，且持续流血，遂于 2016 年 6 月 10 日就诊于当地医院急诊科，化验血常规示血红蛋白 49g/L，遂给予输注浓缩红细胞纠正贫血。行诊刮术诊刮病理检查示子宫内膜，间质致密，腺体呈增殖期形态。后复查血常规示血红蛋白 74g/L，未进一步治疗。之后月经周期、经期、经量同既往。2016 年 9 月 2 日就诊于我院，行妇科 CDFI 示宫体增大（子宫腺肌病不除外），建议定期复查。2016 年 11 月 9 日就诊于某中医院，行妇科 CDFI 示子宫腺肌病，子宫内膜增厚。再次行诊刮术，诊刮病理检查示子宫内膜简单性增生。给予中药治疗（共 2 周）。2016 年 12 月 22 日月经来潮，量多，为既往月经量的 2 ~ 3 倍，伴头晕、乏力、腰困，无发热、腹痛、腹泻，无肛门坠胀感、便秘，2016 年 12 月 28 日始自行口服炔诺酮（8 片/次，Q8h，共 3 天；6 片/次，Q12h，共 7 天；6 片/次，Qd，共 7 天），服药 2 天后血止，持续口服至 2017 年 1 月 22 日，停药后月经来潮，量多，为既往月经量的 2 ~ 3 倍，持续不止。2017 年 2 月 15 日就诊于我院，化验血常规示血红蛋白 61g/L，建议住院治疗。妇科查体：外阴婚产型，血染；阴道畅，有大量血块；宫颈血染，宫颈口有血液流出；宫体前位，球形增大如孕 3 月大小，活动受限，压痛（-）；双侧附件区未触及明显异常。血常规：血红蛋白 50g/L。妇科 CDFI 示子宫前位（图 4），子宫 124.1mm×86.1mm×69.0mm，宫体 80.4mm×86.1mm×69.0mm，形态规则，切面回声粗糙不均匀，子宫内膜厚 5.3mm，左卵巢 25.8mm×16.3mm，右卵巢 26.5mm×17.0mm，直肠窝（-），双髂窝（-）；TAS-CDFI 检查示子宫肌层可见散在血流信号，提示子宫肌层回声粗糙不均匀（子宫腺肌病不除外），宫颈纳囊。入院后行诊刮病理检查子宫内膜简单性增生。入院后予输去白细胞悬浮红细胞 4U 纠正贫血；完善盆腔 MRI、CA125 等检查。结合患者病情、生育需求等，综合选择治疗方案。

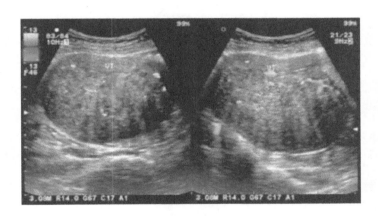

图 4　妇科彩超

## 病例分析

入院后给予输血、止血等对症治疗，效果不佳，予行分段诊刮术，协助判断阴道流血原因，排除子宫内膜因素出血。患者的治疗方案分析：子宫腺肌病致反复重度贫血。可先选用药物治疗，药物治疗无效者，选择全子宫切除术。①GnRH-a 类药物为目前治疗内异症最有效药物，主要作用为降低卵巢功能，主要不良反应可有更年期症状，如潮热、盗汗、心烦、失眠等，多可在停药后恢复。长期应用可导致骨质疏松。该药费用高，使用第 3 针开始可反向添加治疗。一般停药后短时间内（大约停药后 70 日）恢复排卵和月经，特殊情况下闭经可达 3 年。②左炔诺孕酮缓释系统（曼月乐，LNG-IUS）是一种新型含药 IUD，有效期 5 年，主要不良反应是部分女性在放置后的前 3 个月会有经期外的轻微出血等。此外，子宫腺肌病也可以选择子宫动脉栓塞术，通过阻断子宫动脉及其分支，减少子宫血供，从而缓解症状。该患者考虑为子宫腺肌病，子宫增大如孕 3 月大小，致反复重度贫血，有手术指征，患者及家属表示明白病情，要求切除术子宫。

## 病例点评

子宫腺肌病（adenomyosis）是一种子宫内膜腺体和间质侵入子宫肌层形成弥漫或局限性的病变，与内异症一样，属于妇科常见病。子宫腺肌病多发生于 30～50 岁的经产妇，但也可见于年轻未生育的女性。约 15% 的患者合并内异症，约 50% 合并子宫肌瘤。本病的治疗可用药物干预，也可行手术治疗，但根治较难，只有患者绝经后子宫腺肌症方可逐渐自行缓解。故而临床治疗方案的选择，需结合患者的年龄、症状及生育要求进行个体化选择。目前无根治性的有效药物，对于症状较轻、有生育需求的及近绝经年龄的患者，可使用达那唑、孕三烯酮、GnRH-a、LNG-IUS 等治疗，均可缓解症状，但是需要注意药物不良反应，并且注意停药后症状复发。对于年轻有生育需求的患者，可行病灶切除术，但是术后有复发可能，对于无生育需求、药物治疗无效，应该行子宫全切术，对于是否保留卵巢，取决于卵巢有无病变或者患者年龄。

（徐俊杰）

# 010 子宫内膜异位症合并不孕 1 例

## 病历摘要

患者，女，32 岁，$G_0P_0$。主因"继发性痛经 2 年"入院。初潮年龄 17 岁，既往月经规律，5 ~ 6/30 天，量中，痛经（−），末次月经 2018 年 8 月 3 日，白带正常。2016 年开始间断痛经，于月经当日开始，可耐受，无需服用止疼药，于月经第 2 日自行缓解，无发热、恶心、呕吐，无腹胀、腹痛，无性交痛，无阴道分泌物改变，无尿频、尿急，无肛门坠胀感等不适，未诊治。既往史：2016 年曾于某三甲医院行腹腔镜下阑尾切除术。有正常性生活，未避孕，未孕。查体：体温 36.5℃，脉搏 86 次/分，呼吸 20 次/分，血压 114/78mmHg，发育正常，神志清，精神可。心肺未及异常。妇科查体：外阴已婚未产型；阴道畅；宫颈光，无触痛结节；宫体前位，正常大小，压痛（−）；左附件区可触及一约 4cm×4cm 大小的肿块，活动可，压痛（−），右侧附件未及异常。妇科 CDFI：LOV 55.1mm×45.1mm，其内可见约 44.3mm×39.5mm 囊性回声区，内伴密集光点，囊壁上可见散在血流信号；超声示 LOV 囊性回声区（巧克力囊肿?）。初步诊断：LOV 子宫内膜异位囊肿? 原发不孕。于 2018 年 8 月 17 日于全麻腹腔镜下行 LOV 囊肿剥除术 + 盆腔粘连松解术 + 双侧输卵管通液术 + 宫腔镜探查术，术后诊断：盆腔内异症Ⅲ期，LOV 子宫内膜异位囊肿Ⅱc，盆腔炎性疾病后遗症盆腔粘连，原发不孕，左侧泡状附件。患者术后病情平稳，7 天后痊愈出院，为预防复发，建议下次月经来潮第 2 ~ 4 天皮下注射 GnRH-a，以后每 28 天注射 1 次，共 6 次，之后到生殖中心就诊。

## 病例分析

流行病学调查显示，生育期是内异症的高发时段，其中76%在25~45岁，这与内异症是激素依赖性疾病的特点符合。有报道绝经后用激素补充治疗的妇女也有发病。生育少、生育晚的妇女发病率明显高于生育多、生育早的妇女。近年来发病率呈明显上升趋势，与社会经济状况呈正相关，与剖宫产率增高、人工流产和宫腔镜操作有关，在慢性盆腔疼痛及痛经患者中的发病率为20%~90%，25%~35%的不孕症患者与内异症有关，妇科手术中有5%~15%患者被发现有内异症的存在。

内异症的临床表现因患者和病变部位的不同而多种多样，症状特征与月经周期密切相关，有25%的患者无任何症状。疼痛是其主要症状，典型症状为继发性痛经，渐进性加重。内异症不孕率达40%，其原因复杂，如盆腔微环境改变影响精卵结合及运送；免疫功能异常导致子宫内膜抗体增加而破坏子宫内膜正常代谢及生理功能；卵巢功能异常导致排卵障碍和黄体形成不良等。除此之外还有性交不适，月经异常及其他特殊症状。卵巢异位囊肿较大时，妇科检查可扪及与子宫粘连的肿块。内异症治疗的根本目的是缩减和去除病灶、减轻和控制疼痛、治疗和促进生育、预防和减少复发。应根据患者年龄、症状、病变部位和范围以及对生育要求行个体化治疗。对于慢性盆腔痛、痛经明显、有生育要求及无卵巢囊肿形成者可行药物治疗，用于抑制卵巢功能，阻止内异症发展。如非甾体类抗炎药、口服避孕药、孕激素、孕激素受体拮抗剂、孕三烯酮、达那唑、GnRH-a。对于药物治疗后症状不缓解、局部病变加剧或生育功能未恢复、较大的卵巢内膜异位囊肿者，腹腔镜手术是首选的

笔记

治疗方式。目前认为腹腔镜确诊手术＋药物，为内异症治疗的"金标准"。手术方式有：保留生育功能手术、保留卵巢功能手术、根治手术。

## 🔲 病例点评

患者系育龄期女性，$G_0P_0$。对于内异症合并不孕患者，首先按照不孕的诊疗路径进行全面的不孕检查，排除其他不孕因素。单纯药物治疗对自然妊娠无效。腹腔镜是首选的手术治疗方式，对于该患者行保留生育功能的手术；年轻及轻中度者，术后可期待自然妊娠6个月，并予以生育指导；有高危因素者（年龄在35岁以上、不孕年限超过3年，尤其是原发不孕者；重度内异症、盆腔粘连、病灶切除不彻底者；输卵管不通者），应积极采用辅助生殖技术助孕。

（王文静）

# 011 子宫肌瘤1例

## 病历摘要

患者，女，28岁，$G_0P_0$。主因"子宫肌瘤3年余"入院。患者平素月经规律，7～8/30天，量多，30～40片卫生巾/次，痛经(＋)，口服止疼药可缓解，末次月经2018年8月7日。2015年2月于当地肿瘤医院体检行妇科CDFI示子宫肌瘤（未见报告单），约3cm×3cm大小，无经量、经期、月经周期改变，无头晕、乏力，无下腹痛及腰困，未重视，未诊治。后不规律行妇科CDFI，发现子宫肌瘤渐增大。2018年7月16日于我院行妇科CDFI提示子宫前壁壁间可见88.4mm×81.5mm肌瘤结节，化验血常规示血红蛋白102.0g/L。已用GnRH-a类药物（达菲林）2次，现为求进一步治疗，入住我科。患者自发病以来，精神食欲佳，睡眠好，大小便正常，体重无明显减轻。患者既往体健，否认高血压病、糖尿病等疾病史，否认肝炎、结核等传染病史，否认输血史，否认手术及外伤史，否认食物、药物过敏史。

[体格检查] 生命体征平稳，轻度贫血貌，双肺呼吸音清，未闻及干湿性啰音，心律齐，心脏各瓣膜未闻及病理性杂音，腹软，未触及压痛及反跳痛。

[妇科查体] 外阴婚型；阴道畅；宫颈光；宫体前位，如孕2.5月大小，子宫前壁可触及约8cm×8cm大小结节，质硬，压痛(－)；双附件区未触及异常肿块，压痛(－)。

[辅助检查] ①妇科CDFI（2018年7月16日）：子宫前位，宫体92.0mm×93.8mm×84.9mm，形态欠规则，切面回声不均匀，

前壁壁间可见88.4mm×81.5mm低回声结节；子宫内膜似可见，厚6.8mm；宫颈30.8mm×24.8mm；LOV 35.3mm×21.3mm，ROV 35.2mm×17.8mm；直肠窝（-），双髂窝（-）；经阴道彩超（transvaginal songraphy CDFI，TVS-CDFI）检查示子宫肌层可见散在血流信号。超声提示子宫肌瘤。②妇科CDFI（2018年9月14日）：子宫前位，宫体78.9mm×73.3mm×72.0mm，形态欠规则，切面回声不均匀，前壁壁间可见82.0mm×67.5mm低回声结节，内部可见散在血流信号；子宫内膜厚4.1mm；宫颈27.0mm×23.2mm；LOV 27.3mm×18.7mm，ROV 30.4mm×17.0mm；直肠窝（-），双髂窝（-）；TVS-CDFI检查示子宫肌层可见散在血流信号；前壁壁间低回声结节内部血流信号为Vp 5.1 Vd 3.6 RI 0.30。超声提示子宫肌瘤（变性？）。③血常规（2018年9月13日）：红细胞计数$4.58×10^{12}$/L，血红蛋白102.0g/L，红细胞压积0.34。

结合妇科CDFI，子宫肌瘤诊断明确；患者平素月经量多，轻度贫血貌，血红蛋白浓度102.0g/L，考虑轻度贫血。

[鉴别诊断]

1. 与引起子宫增大的相关疾病鉴别

①妊娠子宫。也可以表现为子宫增大，但有停经史，自觉胎动等症状，子宫随停经月份增加而增大，化验尿妊娠阳性，B超可见宫内妊娠囊。该患者无停经史，结合其他检查结果可排除此诊断。②子宫腺肌病。可表现为子宫增大，但常有继发性痛经且渐进性加重，经量增加，经期延长等症状，检查子宫呈球形增大，一般不超过妊娠3个月子宫大小。该患者无继发性痛经，无经量及经期改变，结合其他检查可排除此诊断。

2. 与引起贫血的常见出血性疾病相鉴别

①由于卵巢功能异常导致的子宫出血，主要是功能性子宫出

血，包括无排卵型功血和排卵型功血。借助病史、体格检查以及超声检查可鉴别。②内生殖器官肿瘤出血引起的继发贫血，如子宫颈癌、子宫内膜癌、子宫肉瘤以及功能性卵巢肿瘤等。③子宫腺肌病患者也可有月经量增多和经期延长，但患者还有渐进性加重的痛经。超声检查可见腺肌症有区别于子宫肌瘤的特征性图像。④引起经量增多的常见内科疾病有特发性血小板减少性紫癜、白血病、再生障碍性贫血以及肝功能损害等。

[治疗]　子宫肌瘤的治疗应根据患者的年龄、对生育的要求及肌瘤大小、部位和数量等采取个体化治疗。患者系子宫肌瘤，贫血（轻度）。子宫肌瘤直径>5cm，有手术指征，该患者已婚未孕，有生育要求，患者及家属要求行经腹子宫肌瘤剔除术。

[术后病理检查]　（子宫）送检梭形细胞肿瘤，富于细胞，间质灶状疏松水肿，散在肥大细胞浸润，核分裂像0~2个/10HPF，结合免疫组化结果，符合富于细胞性平滑肌瘤，建议定期复查。免疫组化结果：Desmin（＋），SMA（弱＋），Ki-67（＋，1%~3%）。

术后随访嘱患者注意休息、加强营养1个月；禁盆浴、性生活1个月；1个月后门诊复查；严格避孕2年，妊娠后有子宫破裂的风险；定期复查血常规，口服纠正贫血的药物。

## 病例分析

在组织学上有一些特殊类型的子宫肌瘤，如富于细胞性平滑肌瘤、上皮样平滑肌瘤、黏液样平滑肌瘤、脂肪平滑肌瘤，另有核分裂活跃的平滑肌瘤、出血性富于细胞性平滑肌瘤、非典型性平滑肌瘤等亚型。特殊类型子宫平滑肌瘤作为一种良性疾病，大多数预后良好。对于那些没有确定是否会恶变的患者，病理诊断需谨慎认真，术后要加强随访。

1. 常见的子宫肌瘤变性

（1）玻璃样变（hyaline degeneration）。也称透明变性，最常见。肌瘤剖面旋涡状结构被均匀透明样物质取代。镜下见病变区肌细胞消失，为均匀透明无结构区。

（2）囊性变（cystic degeneration）。玻璃样变性继续发展，肌细胞坏死液化可发生囊性变，囊腔可为单个或多个，囊腔内含有清亮无色液体。此时肌瘤变软，很难与妊娠子宫和卵巢囊肿区别。镜下见囊腔为玻璃样变肌瘤组织构成，内壁无上皮覆盖。

（3）红色变性（red degeneration）。多见于妊娠和产褥期，为肌瘤的一种特殊类型的坏死。其发生可能与肌瘤内小血管退行性变引起血栓及溶血，血红蛋白渗入肌瘤内有关。临床上常表现为肌瘤迅速增大，剧烈腹痛伴发热和白细胞计数升高。肌瘤剖面暗红色如半熟的牛肉，质地软，旋涡状结构消失。镜下见组织高度水肿，假包膜大静脉和肌瘤内小静脉内血栓形成，广泛出血伴溶血，肌细胞减少，细胞核常溶解消失，并有较多脂肪小球沉积。

（4）肉瘤样变（sarcomatous change）。少见，仅为0.4%~0.8%，多见于年龄较大的女性。肌瘤在短期内迅速增大并有不规则出血应考虑恶变；绝经后妇女肌瘤增大更应考虑肌瘤恶变。肌瘤恶变后组织变软且脆，切面灰黄似生鱼肉状，与周围组织界限不清。镜下见平滑肌细胞增生，排列紊乱，旋涡状结构消失，细胞有异形性。

（5）肌瘤钙化（degeneration with calcification）。多见于蒂部细小供血不足的浆膜下肌瘤和绝经后妇女的肌瘤。常在脂肪变性后进一步分解成甘油三酯，再与钙盐结合后沉积在肌瘤内。X线检查可清楚看到钙化阴影，镜下可见钙化区为层状沉淀，呈圆形，有深蓝色微细颗粒。

**2. 子宫肌瘤的药物治疗**

（1）GnRH-a 类药物。采用大剂量连续给药或长期非脉冲式给药可产生抑制卵泡刺激素（follicle stimulating hormone，FSH）和促黄体生成素（luteinizing hormone，LH）分泌效应，降低患者体内的雌二醇水平，达到缓解症状和使肌细胞萎缩的目的。常用药物有亮丙瑞林 3.75mg/次或戈舍瑞林 3.6mg/次，每月注射 1 次。由于使用 GnRH-α 停药后肌瘤又会逐渐增大，且易产生围绝经期综合征以及骨质疏松等不良反应，故长期用药受限。目前临床上多用于下列情况：①巨大子宫肌瘤术前辅助治疗 3～6 个月，待症状得到控制，贫血纠正，肌瘤明显缩小后再手术。这样可以降低手术难度，减少术中出血，避免输血。②对近绝经期患者提前过渡到绝经。

（2）米非司酮。用于子宫肌瘤治疗，12.5～25.0mg/d，用于术前辅助用药或提前过渡到绝经。但因其有拮抗糖皮质激素的不良反应，故不宜长期使用。

（3）雄激素。可对抗雌激素，使子宫内膜萎缩，作用于子宫平滑肌可增强收缩，减少出血。如患者已临近绝经，可提前绝经。常用药物：丙酸睾酮25mg 肌肉注射，每 5 日 1 次，经期25mg/日，共 3 次。每月总量不超过 300mg。甲基睾丸素 5mg/日，口服。

**3. 子宫肌瘤的手术方式**

（1）肌瘤切除术（myomectomy）。适用于任何年龄，对子宫切除有顾虑且排除恶性肿瘤者。

（2）子宫切除术（hysterectomy）。适用于肌瘤大、症状明显、不要求保留生育功能或疑有恶变者。年纪较轻者可考虑行次全子宫切除术。但术前要进行仔细检查排除宫颈病变并充分履行告知义务，保留宫颈将来存在发生残存宫颈癌的几率。

（3）手术途径。可经腹、经阴道或采用腹腔镜、宫腔镜来完成。

4. 子宫肌瘤与妊娠的相互影响

（1）肌瘤对妊娠的影响。取决于肌瘤的大小及生长部位。生长在子宫角部的肌瘤可压迫输卵管导致不孕症；黏膜下肌瘤可影响受精卵的着床和胚胎发育导致流产；较大的肌壁间肌瘤因机械压迫可造成宫腔变形或内膜供血不足导致流产、胎儿宫内发育迟缓或胎儿畸形；妊娠后期肌瘤可导致胎位异常、前置胎盘；分娩期宫颈肌瘤可导致产道梗阻；胎儿娩出后易因胎盘粘连、排出困难及子宫收缩不良导致产后出血。

（2）妊娠对肌瘤的影响。妊娠期及产褥期易发生红色变性，表现为肌瘤在短期内迅速增大，剧烈腹痛伴发热和白细胞计数升高。

（3）妊娠合并子宫肌瘤的处理。一般不需要处理，仅密切随访即可。待产后根据情况决定或待剖宫产时根据肌瘤的大小及部位决定是否切除。如果带蒂的浆膜下肌瘤扭转则需急诊手术。

## 病例点评

子宫肌瘤是女性最常见的良性肿瘤。临床表现与肌瘤的大小和生长部位密切相关。根据病史、体格检查及超声检查容易诊断，但是要与妊娠子宫、子宫腺肌病等疾病相鉴别。

子宫肌瘤与妊娠两者相互影响。子宫肌瘤的治疗应根据患者的年龄、对生育的要求及肌瘤大小、部位和数量等采取个体化治疗。

（白尧先）

# 012　子宫阔韧带肌瘤1例

## 病历摘要

患者，女，54岁，$G_4P_2$（人工流产2次，自然分娩1子，剖宫产1子）。主因"疑诊盆腔肿块半月余"于2018年9月17日来我院就诊。患者自然闭经6月余，无阴道流血及异常排液。2018年9月于某中医院体检行妇科CDFI示盆腔肿块（约10cm×6cm大小），无发热、腹痛，无尿频、尿急，无排尿、排便困难等不适。2018年9月6日就诊于我院门诊。患者否认其他疾病史，2003年放置IUD（具体不详）。腹部检查：耻骨联合上方可见一长约12cm横行手术瘢痕；右侧盆腔可触及约15cm×8cm大小实性肿块，压痛（−）。妇科查体：右附件触诊不满意，右侧盆腔可触及约15cm×8cm大小实性肿块，压痛（−）。我院妇科CDFI（图5）：右侧子宫旁可见约146.0mm×76.5mm大小实性低回声区，与子宫关系密切，周边及内部可见散在血流信号，宫腔下段积液范围约23.9mm×5.8mm，IUD适中。初步诊断：子宫肌瘤（浆膜下？），宫腔积液，IUD，剖宫产术后。入院后给予完善相关检查及化验，因宫腔积液于2018年9月21日行宫腔镜检查＋分段诊刮术＋取环术，术中见宫腔形态异常，宫腔中央可及纵行致密纤维结缔组织，组织粘连将宫腔分为两侧。术后病理检查回报：考虑慢性子宫内膜炎。排除手术禁忌证后于2018年9月26日在全麻下行腹腔镜辅助下阴式全子宫切除术＋双附件切除术＋盆腔粘连松解术＋右侧阔韧带肌瘤剔除术。术中见：子宫大小约7cm×6cm，子宫表面可见炎性粘连带，子宫前壁与大网膜幕状粘连，双侧卵巢3cm×2cm大小，子宫体右侧壁可

笔记

见约 15cm×12cm 肌瘤样突起，突向右侧阔韧带。小心分离粘连，恢复解剖关系，钝性剥离右侧阔韧带肌瘤，剥离面出血点使用双极电凝止血。完整剥离右侧阔韧带肌瘤后，将瘤体放置在右髂窝处，肌瘤剥离面未见活动性出血，后常规切除子宫及双侧附件，术程顺利。术后病理检查回报：子宫平滑肌瘤伴间质玻璃样变性，局灶钙化；右侧阔韧带肌瘤部分区域富于细胞，核分裂象罕见。最后诊断：右侧阔韧带平滑肌瘤（富于细胞型），子宫平滑肌瘤，宫腔积液，IUD（已取），剖宫产术后。患者术后恢复好，于术后第 7 天出院。

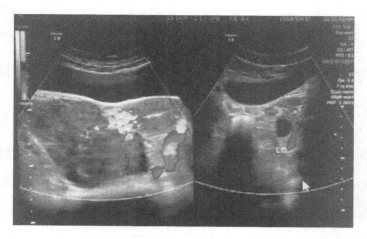

图 5　妇科 CDFI 示阔韧带肌瘤

## 病例分析

子宫肌瘤是女性生殖器最常见的良性肿瘤，按肌瘤与子宫肌壁的关系分为 3 类：肌壁间肌瘤、浆膜下肌瘤及黏膜下肌瘤。浆膜下肌瘤中若肌瘤位于子宫体侧壁向宫旁生长突出于阔韧带两叶之间，称为阔韧带肌瘤，其发病率 <1.0%。目前认为该病的发生可能与女性性激素相关。常有月经量多、腹胀等症状。子宫阔韧带肌瘤分

为真性和假性两种。真性阔韧带肌瘤来源于圆韧带、卵巢子宫韧带、卵巢或子宫血管的周围组织，与子宫无解剖关系。假性阔韧带肌瘤是连于宫体或宫颈侧壁而向阔韧带前后腹膜之间生长，实际上是子宫浆膜下肌瘤的一种类型，在临床上最常见。当瘤体直径≥10cm时称为巨型阔韧带肌瘤，假性阔韧带肌瘤约占巨型阔韧带肌瘤的90%以上。巨型阔韧带肌瘤因为瘤体占据盆腔子宫和卵巢之间较大空间，B超检查很难确定组织来源。因其瘤体过大，可使周围组织受压或移位引起相应器官功能障碍，临床出现妇科以外其他系统表现，如肾积水、下肢水肿等。由于其临床少见、缺乏特异性表现等特点，易发生漏诊及误诊。子宫阔韧带肌瘤由于其生长位置特殊，阔韧带内有丰富的血管、神经、淋巴以及大量疏松结缔组织，同时阔韧带肌瘤使输尿管及子宫血管发生移位，因此使手术难度增加，术中容易损伤输尿管及盆底血管，从而导致难以控制的大出血。巨型阔韧带肌瘤治疗以手术为主，出血是其术后最常见并发症之一。引起出血的主要原因有：①瘤体过大，术中发生瘤腔出血；②术后因创面过深、过大发生渗血。若持续出血得不到及时纠正，可诱发弥散性血管内凝血（disseminated intravascular coagulation，DIC）。因此，需做好术前评估、术中监测及术后支持治疗，同时应严密观察生命体征、引流状况及各项实验室检查的变化。

## 🏥 病例点评

　　子宫阔韧带肌瘤是阔韧带内的一种实体良性肿瘤，由于生长位置特殊，使盆腔的正常生理解剖结构发生了改变，手术中易对输尿管、子宫动脉甚至髂内动脉、膀胱等组织造成损伤。随着腹腔镜技术的不断发展，腹腔镜阔韧带肌瘤剔除术在临床上的应用范围也越来越广，利用腹腔镜技术对阔韧带肌瘤患者进行治疗时，决定手术治疗成功与否的关键在于手术操作过程中应避免对输尿管和盆底血管造成损伤，并使出血量尽可能减少。

通过临床实践发现，在实施改善手术治疗的过程中应该注意以下几点问题：①镜下应该将输尿管的具体走向辨认清楚，若辨认存在较大困难，必要时可以从输尿管跨越髂血管处将盆壁腹膜打开，使输尿管从肌瘤的表面充分游离。术前需要仔细查体，明确肌瘤位置，若有条件，可联系泌尿外科在术前给患者放置输尿管导管以指示输尿管的具体走向。②为使患者术中出血量减少，应该在宫体内注射缩宫素，无高血压的患者可以加用垂体后叶素。③将患者的阔韧带腹膜打开后，应将肌瘤的包膜完全切开，使瘤体充分暴露。④剥离肌瘤的过程中应在肌瘤的包膜内进行钝性分离，套扎肌瘤基底部的操作过程中需进行仔细辨认，切勿将患者的输尿管套入，将肌瘤剥离之后如需对瘤腔进行缝合处理，应该先找出输尿管，避免缝扎到患者的输尿管，降低输尿管损伤程度，使手术治疗的安全性进一步提高。

（任艺婷）

# 013　宫颈肌瘤1例

## 病历摘要

患者，女，42岁，$G_2P_1$（药物流产1次，剖宫产1次）。主因"发现宫颈肌瘤8天"就诊于我院。平素月经规律，量中，痛经（－），末次月经2018年9月15日。2018年9月12日于我院体检行妇科CDFI示宫颈肌瘤，约32.1mm×23.6mm大小。无月经改变，无尿频、尿急及排尿困难。为求进一步诊治，入住我科。在2004年因"相对头盆不称"于当地医院行剖宫产术。患者24岁结婚，IUD避孕。入院后查体：生命体征平稳，一般情况可。妇科查体：子宫下段右后壁可触及一质硬结节下界，随宫体活动，无触痛。我院妇科CDFI示子宫下段前壁无回声区（剖宫产切口憩室？），约11.7mm×9.1mm大小；宫颈后壁壁间突向浆膜低回声结节（宫颈肌瘤？），约32.12mm×3.6mm大小；IUD适中。初步诊断：宫颈肌瘤，剖宫产切口憩室？IUD。积极完善相关检查后，于2018年9月29日在全麻下行腹腔镜下宫颈肌瘤剔除术＋盆腔粘连松解术＋左侧泡状附件电切术，手术过程顺利，术后8天患者痊愈出院。

## 病例分析

流行病调查显示子宫肌瘤是女性生殖道常见的良性肿瘤，宫颈肌瘤是其特殊类型，发生率占子宫肌瘤的2.2%～8.0%。由于宫颈肌瘤常常缺少自觉症状，有的发现时已达儿头大小，嵌顿在盆腔或阴

笔记

道内，且生长部位低，紧靠周围血管、输尿管及盆腔其他脏器。故较宫体部肌瘤，宫颈肌瘤在诊断、手术治疗及手术方式的选择中有一定的特殊性。

宫颈平滑肌瘤是主要起源于宫颈的平滑肌组织或血管平滑肌的细胞增生而成，由于宫颈间质内平滑肌含量极少，所以宫颈肌瘤发生率较低且绝大部分为单发。宫颈肌瘤按其生长部位可以分为前壁、后壁、侧壁和悬垂型4种类型。因生长部位不同其临床表现也各有特点，故临床医师应重视术前诊断，仔细辨别肿瘤位置及与子宫的关系，一般妇科检查结合妇科 CDFI，大部分宫颈肌瘤可在术前作出明确诊断。此外，宫颈肌瘤主要与子宫体肌瘤、阔韧带肌瘤、卵巢良性肿瘤及胃肠道来源肿瘤相鉴别，但近几年随着宫腔镜技术的广泛应用，使得术前诊断率明显提高。手术是治疗宫颈肌瘤的主要措施，医师应根据患者年龄、对生育功能的要求、肌瘤的生长部位及大小来选择最佳手术途径及方法。宫腔镜电切术是目前治疗黏膜下肌瘤的首选方式。对于完全暴露于阴道内的肌壁间宫颈肌瘤，要求保留子宫者可采用经阴宫颈肌瘤挖除术；巨大宫颈肌瘤在行经腹全子宫切除术时，由于肌瘤位置低，充满整个盆腔，使输尿管和子宫血管发生移位，易被损伤，应先处理附件及高位结扎子宫动脉，之后再打开瘤体包膜将瘤体挖除，宫颈恢复正常形态后再常规切除子宫，这样既减少出血又避免损伤周围神经。对于需要保留生育功能的患者，应该实施肌瘤剔除术，认真缝合创面，对瘤腔封闭，避免感染和出血。

## ⊞ 病例点评

1. 该患者系育龄期女性，于我院妇科 CDFI 发现宫颈肌瘤，无月经经期、经量及周期的改变，无其他特殊不适症状，入院后根据妇科查体结合妇科 CDFI，初步诊断为宫颈肌瘤。该患者宫颈肌瘤大于 2cm，且要求保留子宫，有明确手术指征，故首选腹腔镜下子宫肌瘤剔除术。

2. 任何手术都有相关手术风险，在手术前应仔细对患者进行全面评估，积极做好术前准备，其次注意与患者及家属进行充分沟通，并反复交代术中及术后可能出现的风险，如手术只能剔除肉眼可见的肌瘤，术后肌瘤再生、二次手术可能；在剔除肌瘤的过程中缝合子宫，如出血不止，被迫切除子宫可能；术后送冰冻病理检查，根据冰冻结果决定下一步治疗方案。该患者术后病理回报宫颈平滑肌瘤伴间质水肿，符合良性病变，告知患者术后定期复查并严格避孕 2 年，以防止再次妊娠子宫破裂的风险。

3. 由于患者在发现宫颈肌瘤后立即行手术治疗，得到了及时的诊断和治疗，没有延误手术治疗的最佳时机，故术后取得了良好的疗效。对于检查刚发现宫颈肌瘤的患者，应建议患者尽早入院治疗，以防止肌瘤的增长及变性，引起患者出现妇科症状后合并其他内科症状，同时提高了手术的难度，增加手术的风险。宫颈肌瘤在临床上较常见，在其诊断、治疗、手术方式的选择及随访方面，希望引起妇产科医师的高度重视。

（赵蕙）

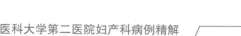

# 014. 妊娠合并子宫肌瘤 1 例

## 病历摘要

患者，女，42 岁。主因"停经 9 月余，不规律下腹憋 21 小时"来院。平素月经规律，5~6/28 天，量中，痛经（＋），2013 年于某医院体检行妇科 CDFI 示子宫肌瘤、子宫腺肌病，后复查妇科 CDFI 示子宫肌瘤逐渐增大。停经后无明显早孕反应。末次月经 2015 年 4 月 8 日，预产期 2016 年 1 月 15 日。孕 5 月余自觉胎动，活跃至今，孕 3 个月期间无病毒感染及服药史，无放射性及有害化学物质接触史。规律产检，糖筛及唐氏筛查未见明显异常。孕期无头痛、头晕、视物模糊等不适。2015 年 12 月 28 日出现阴道少量流血，色暗红，不伴下腹憋及阴道流水。31 日 6 时出现不规律下腹憋，无阴道流水及流血，遂急诊入住我科。孕期精神、食欲、睡眠可，大小便正常。产科 CDFI 显示胎头位于下方，双顶径 94.5mm，脑回声清晰；股骨长 69.5mm，胎儿四肢远端不能完全显示；胎心、胎动均可见；腹前壁、内脏结构显示尚清晰，胃泡、膀胱、肾脏可显示；胎儿颈部可见脐带压迹反射，呈 W 形；胎盘位于子宫右后壁，成熟度Ⅱ＋级~Ⅲ级；羊水暗区深度，左下 37.2mm，左上 47.4mm，右上 30.8mm，右下 49.8mm；TAS-CDFI 检查示胎儿脐动脉，S/D 2.30，孕妇子宫左前壁壁间可见约 103.3mm×58.3mm 低回声结节；超声提示宫内孕，单活胎，脐带绕颈 2 周可疑，子宫肌瘤合并妊娠。入院后严密监测胎心变化及宫缩情况，无绝对剖宫产指征，可经阴道试产，必要时行剖宫产术。患者自然临产，于次日自然分娩一体重 3275g 女活婴，身长 50cm，1 分钟评分 9 分，5 分钟评分 10

笔记

分。胎盘胎膜娩出完整，常规皮内缝合会阴裂伤，产时产后出血约300ml，产后血压112/52mmHg，产房观察2小时后返病房。产后2天患者恢复好，给予办理出院手续。

## 病例分析

　　育龄期妇女子宫肌瘤的发生率为20%～50%，20岁以下者少见。妊娠期子宫肌瘤的发生率与母亲年龄和体重呈正相关，多数子宫肌瘤病例由于临床症状不明显，在孕期超声检查时才被发现，因此报道的发生率有一定的误差。妊娠合并子宫肌瘤对母婴均会有一定的不良影响，其诊治也越来越受到关注。子宫肌瘤确切病因不明，与妊娠有一定的相关性，孕期需要雌、孕激素维持。Lev-Toaff等利用超声连续监测显示妊娠期间肌瘤各异，有些并不持续增长。在早孕期，不论原肌瘤大小如何，约半数肌瘤在体积上随体内雌激素增加而增大，但也有多数保持不变；孕中期，直径在2.0～5.9cm的肌瘤多保持不变或增大；直径6.0～11.9cm的大肌瘤因其内部激素受体的减少而逐渐变小；孕晚期则基本保持不变或缩小。

　　妊娠孕早期子宫肌瘤在雌激素、孕激素的作用下，生长加快，瘤体增大。此后生长变慢，可能与HCG的波动有关；妊娠中期后激素水平不断变化，子宫肌纤维组织水肿，生长快，也会发生退行性变，子宫肌瘤体积迅速增大时，血管破裂，组织内弥散出血，易发生红色变性；在孕晚期，随雌激素受体的继续下调，子宫肌瘤变小或保持不变。产褥期也可发生红色变性。对妊娠各时期，分娩期和产褥期均会带来不良影响，并发症发生率高达10%～40%。目前不同类型肌瘤数量对受孕的影响尚无统一定论，多数认为肌瘤数量多少并不会对受孕产生明显影响，但肌瘤的不同类型和生长部位则会对妊娠和分娩产生一定的影响，重要的是子宫肌瘤是否会影响宫腔的形态。肌瘤直径 >4cm 时，对妊娠率会造成一定的负面影响。黏膜下或突向宫腔的肌壁间子宫肌瘤，若改变宫腔形态使受精卵发育障碍，则会引发流产。自然流产发生率为 20%～30%，多发性子宫肌瘤的流产率为无肌瘤者的 2～3 倍。多发的子宫肌瘤以及子宫肌瘤直径 >10cm 时也会增加流产和早产的风险，还会影响胎儿在宫腔内的活动，导致胎位异常，使臀位发生率增加。宫颈肌瘤使宫颈形态发生改变，可能发生机能不全，子宫下段或宫颈部的肌瘤影响胎先露部的衔接，阻碍产道造成难产；局部的子宫肌瘤，也会影响肌瘤处蜕膜组织的发育，使子宫内膜受压变薄，血供受阻，胎盘如在该处附着，使胎盘位置发生异常或胎盘面积增大，增加了发生胎盘前置的风险。较大的肌壁间肌瘤会影响产后子宫肌层的收缩，引起产后出血。子宫肌瘤球体直径 7cm，胎儿体重 >2500g 可导致剖宫产产后出血。产褥期较大的子宫肌瘤和子宫下段肌瘤可导致恶露引流不畅，黏膜下肌瘤表面发生溃疡，均可引起产褥感染、子宫复旧不良或晚期产后出血。胎儿及新生儿多因肌瘤的大小而异，一般可以共存。主要问题是导致妊娠中期流产和早产的概率增加，及异常胎位的发生率增加，早产儿救治后并发症也会增加。

妊娠合并小的子宫肌瘤患者大部分无临床症状，触诊时不易发现，容易漏诊。超声检查可以提高诊断率。体积大的子宫肌瘤，依照肌瘤的部位，可以表现为不规则阴道流血、尿频、腹部肿块以及腰腹疼痛等。中期妊娠后，子宫肌瘤发生红色变性时，可有发热、恶心、呕吐、腹膜刺激征、持续性剧烈腹痛、血象升高等。由于妊娠和子宫肌瘤的相互影响，子宫体积大于妊娠月份。

子宫肌瘤对妊娠的影响与肌瘤的位置、大小、数量以及孕周有关，主要会导致流产、子宫扭转、早产、红色变性、胎位异常、胎盘局部异常、产后出血等并发症的产生。应根据孕周数，按照疾病的处理原则实时处理。出现妊娠期红色样变性，一般多予以对症处理，临床症状可在 7～14 天自行缓解。目前尚缺乏特异性药物控制早产和流产，对症处理时，可给予平滑肌解痉药物，如阿托品、维生素 K4 等，控制早产多选用盐酸利托君等。由于妊娠期子宫肌瘤剔除术不能改善预后，目前均不主张在妊娠期实施手术治疗，但临床应当密切观察，积极处理并发症。出现以下情况应当考虑手术：①肌瘤增长迅速，影响妊娠；②肌瘤蒂扭转；③肌瘤嵌顿；④经保守治疗肌瘤红色变性无效时。

### 1. 分娩方式的选择

根据子宫肌瘤大小、数量、生长部位、胎儿及产妇的综合情况以及有无产科手术的绝对指征选择分娩方式。当子宫肌瘤直径 > 5cm、合并肌壁间大肌瘤或多发性肌瘤时选择剖宫产比较适当，子宫肌瘤影响子宫的正常收缩，胎盘着床于肌瘤处时，胎盘植入率增加，胎盘剥离障碍可引起产后出血增加，应当引起重视。

### 2. 剖宫产术中是否剔除子宫肌瘤

原则上小的肌瘤可以剔除，如果手术准备不充分，尤其血源不足、后壁肌瘤等不宜盲目剔除。注意：应当根据医师的技术水平、经验，实施个体化方案。手术中对于靠近子宫大血管、输尿管、输卵管间质部的大肌瘤处理应当慎重，需严格挑选适合的病例，掌握适应证。有报道妊娠期子宫肌瘤切除是可行的，不增加流产率，手术最好在妊娠 5 个月之前施行。

### 3. 肌瘤剔除切口的选择

对于肌瘤较大（直径超过 5cm）需在剖宫产术中实施剔除者，最好选用纵切口，应当在胎儿娩出后实施手术；手术应根据具体情况最大限度减少对子宫的损伤和出血；浆膜下肌瘤在浆膜面切开剥除，尽量保留多的子宫肌壁；黏膜下肌瘤最好能够在宫腔内切口切除，切除后子宫修复时，尽量注意缝合时黏膜对齐，避免将黏膜缝入肌层，引发内膜异位；肌壁间肌瘤突向宫腔在剥除肌瘤后，缝合应当注意止血，术后应当使用宫缩剂，连续静脉输液缩宫素 6 ~ 8 小时，应用广谱抗菌药物，注意防控感染，纠正贫血。肌瘤剥除要点：剥除前常规应用宫缩剂，对于表面怒张的大血管先结扎阻断血流，再对出血点逐个结扎止血。切开肌瘤包膜时，注意留下足够的浆膜层以备浆膜化，缝合时避免死腔，基底部可行"8"字缝合，再连续缝合，尽快止血，再间断加固缝合，表面尽量内翻缝合，减少粗糙面以防止粘连。

### 4. 处理分娩期并发症

分娩后容易发生子宫收缩乏力性大出血，妊娠期应当将血红蛋白提高到 130g/L 以上，分娩时应当备血，血源不充足、基层条件差时，应当转诊；产时胎儿娩出后，应当及时使用子宫收缩剂，最好使用长效和强效的药物，如卡贝缩宫素、卡前列素氨丁三醇注射液，位于子宫下段的肌瘤剥除后，产妇没有高血压时可以使用麦角新碱，防止产后出血。

### 5. 产褥期

可发生子宫复旧不良、恶露淋漓不尽、肌瘤变性坏死，继发感染、弥漫性血管内凝血也有报道，应当密切观察，及时处理。总之，子宫肌瘤是一种良性肿瘤，尽管恶变机会不多，但一定记住术后送病理检查。术前也应当认真做好医患沟通，个别深层的小肌瘤容易漏诊，一次手术不会全部清理干净。对于有生育需求的人群，产前是否需要手术，应当权衡，如需手术应当尽早。妊娠期、分娩前、产褥期均应当密切观察，积极应对处理，预防并发症的发生。对于剖宫产术中是否同时做肌瘤剔除有争议，应当视情况决定，不宜盲目实施，术前应当充分备血。

## 病例点评

在妊娠有下列情况时应考虑妊娠合并子宫肌瘤：子宫增大与停经月份不符；子宫不对称性增大或一侧盆腔肿块；有异常的阴道流血史或不良产科病史。依据超声图像基本可以准确诊断，图像不典型时，MRI能够帮助诊断，并能非常准确定位肌瘤位于子宫哪一层（浆膜层、黏膜层、肌层）；子宫肌瘤数量、大小、与周围组织的关系，也可作为评估妊娠合并子宫肌瘤的分娩方式、治疗方案和随访肿瘤变化的依据。

（杨婧）

# 015  子宫肌瘤肉瘤变1例

## 病历摘要

患者，女，54岁。发现子宫肌瘤14年，尿频7年，发热伴腹痛半月余，血红蛋白进行性下降，输血不能纠正贫血。查体：腹部膨隆，腹部可触及一质硬肿块，上界达脐上一横指，两侧达腋中线，压痛（＋）。盆腔可及巨大肿块，如孕6.5月大小，质硬，活动差，压痛（－）。妇科CDFI检查示肌瘤结节，约23.07cm×18.23cm×16.58cm大小，似于后壁壁间突向浆膜（图6）；子宫内膜厚6.1mm；直肠窝液暗范围约8.16cm×4.68cm大小，左髂窝液暗深约45.6mm，右髂窝液暗深约5.15cm，内伴密集光点。盆腔MRI：子宫后壁可见巨大不规则异常信号灶，T1WI、T2WI均呈高低混杂信号，局部浆膜层显示欠清，病灶约13.54cm×16.80cm×24.64cm大小。诊断：子宫后壁占位性病变（考虑子宫肌瘤恶性变）。胸部CT：双肺野可见大小不一的类圆形结节影，考虑转移可能性大。术中见盆腹腔大量暗红色血性液约1000ml，子宫如孕6月余大小，肌瘤巨大，底部可见破口，12cm×12cm大小（图7），破口处附着烂鱼肉样组织及凝血块约18cm×18cm大小，与小肠肠系膜根部及大网膜广泛致密粘连，大网膜、小肠肠系膜根部烂鱼肉样组织与后腹膜、肠系膜根部及大网膜广泛致密粘连。病理检查回报：送检梭形细胞肿瘤（最大径11cm）大部分出血坏死，残余肿瘤组织呈梭形细胞轻－中度异

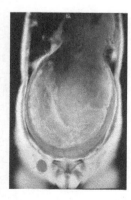

图6　妇科CDFI

型性，核分裂象易见，呈浸润性生长，局灶可见肿瘤性坏死，考虑平滑肌肉瘤。

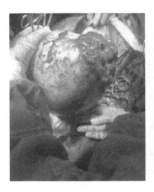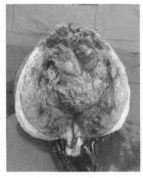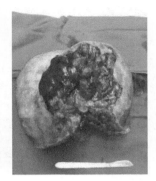

图7 病理活检标本

## 病例分析

　　子宫肌肉瘤变少见，恶性程度高，占子宫恶性肿瘤的2%~4%，占女性生殖道恶性肿瘤的1%。分为子宫平滑肌肉瘤（leiomyosarcoma，LMS），子宫内膜间质肉瘤（endometrial stromal sarcoma，ESS）和子宫腺肉瘤（uterine adenosarcoma，UA）。临床上具有术前诊断难度大、术中冰冻要求高、术后处理争议多的特点。大多数预后极差。子宫肌瘤肉瘤变临床表现主要是：①绝经前后异常阴道流血；②子宫肿块快速增大伴疼痛；③异常阴道排液。

　　术前检查：①诊断性刮宫；②CDFI；③术前MRI检查；④术中常规剖解切除标本；⑤术中冰冻病理检查；⑥术后病理学诊断。

　　手术是子宫肌瘤肉瘤变的主要治疗手段，彻底的手术切除是最有效的治疗方式。手术方式依据病理类型不同而不同。Ⅰ~Ⅱ期的基本术式为筋膜外全子宫＋双侧附件切除，强调子宫应完整切除并取出，术前怀疑肉瘤者，禁用子宫粉碎器；Ⅲ~Ⅳ期可行肿瘤细胞减灭术，术后辅助化疗、放疗综合治疗。

术中诊断为子宫肌瘤肉瘤变的处理。2018 年美国国立综合癌症网络（National Comprehensive Cancer Network，NCCN）指南推荐：①局限于子宫者，可行全子宫 ± 双附件切除；不能手术者，可选择盆腔放疗 ± 阴道近距离放疗和（或）化疗。②子宫外病灶者，可行全子宫 ± 双附件切除 + 转移病变切除；不能手术者，可选择盆腔外照射放疗 ± 阴道后装放疗和（或）全身系统性治疗。某些特殊情况下，如宫颈肌瘤肉瘤变或肉瘤侵及子宫颈，则行广泛性全子宫切除术，同时行盆腔及腹主动脉旁淋巴结清扫术。一旦怀疑子宫肌瘤肉瘤变，则尽可能避免粉碎术，应行开腹手术。术中应做好恰当的防护，包括防护袋的使用和充分的盆腹腔冲洗，尽可能仔细地清除粉碎术时残留的肿瘤碎片。术后病理报告出现恶性后及时采取补救措施。

子宫肌瘤剔除术后诊断为肉瘤的处理。①有生育要求者：愿意承担风险者，可用超声、盆腹腔 MRI 或 CT 等来重新评估，无可疑发现，应严格随访，建议完成生育后切除子宫。世界卫生组织（World Health Organization，WHO）指出该病 5 年生存率低于卵巢癌，因此应该重视完成生育后切除子宫的建议。②无生育要求者：对于 LMS 诊断明确者，则应再次行开腹手术，对于无子宫外病灶的 LMS 患者行全子宫 + 双附件切除；对于有子宫外转移的 LMS 患者，则应争取行全子宫 + 双附件切除及子宫外病灶的彻底切除，同时行盆腔及腹主动脉旁淋巴结清扫术。

术后辅助治疗。2018 年 NCCN 指南推荐：Ⅰ期 LMS 患者，术后辅助治疗措施包括观察及化疗（2B 级证据）；Ⅱ期和Ⅲ期患者可选择化疗和（或）考虑外照射放疗；ⅣA 期行化疗和（或）外照射治疗；ⅣB 期行化疗 ± 姑息性外照射放疗。①术后化疗：目前国内外对 LMS 术后化疗存有争议。NCCN 强烈推荐子宫肌瘤肉瘤变患者入组参与临床试验。首选单药多柔比星 $60mg/m^2$，间隔 3 周，有效率为 10%~25%。对晚期或复发患者，建议采用联合化疗。异环磷酰胺（$5g/m^2$）＋多柔比星（$50mg/m^2$）是国内治疗 LMS 最常用的一线化疗方案，有效率为 30%~40%。采用吉西他滨（$900mg/m^2$，第 1，第 8 天）＋多西紫杉醇（$100mg/m^2$，第 8 天），每 3 周 1 次，据报道结果总反应率 53%。目前国外作为晚期 LMS 的一线化疗方案。②术后放疗：目前国内外资料显示术后辅助放疗可能有助于控制 LMS 患者的局部复发，可以降低远处转移的复发率，但无法提高其 5 年生存率。因此，目前对 LMS 术后化疗和术后放疗尚存在争议。

新型生物和靶向治疗。越来越多的生物制剂和靶向治疗药物进入软组织肉瘤领域。曲贝替定是一种海洋源性抗肿瘤生物药物，可作为包括蒽环类和异环磷酰胺的传统方案治疗不可切除或转移 LMS 无效时的新选择。多激酶抑制剂帕唑帕尼，是食品药品监督管理局（Food and Drug Administration，FDA）批准的 LMS 靶向治疗药物，作用位点为血管内皮生长因子受体、血小板源性生长因子受体和成纤维细胞生长因子受体等。艾瑞布林是一种新型抗微管剂，可抗有丝分裂，还可作用于 mTOR 通路、血管生成等，2016 年起被纳入指南，但具体疗效仍有待进一步观察。

## 病例点评

1. 该患者血红蛋白进行性下降，考虑有肉瘤变破裂可能，给予手术，得到及时治疗。

2. 患者可疑肺部转移，考虑为子宫平滑肌肉瘤 IV 期，术后追加辅助放化疗治疗。

3. 患者注意如有绝经前后异常阴道流血、子宫肿块快速增大及疼痛或异常阴道排液要及时就诊。

4. 分期是最重要预后因素。临床医师应注重子宫肌瘤患者绝经前后的异常阴道流血，术时仔细检查切除的肿块标本，重视手术中冰冻病理检查，避免漏诊或误诊的发生。依据病理类型行相应手术。治疗处理中既要考虑肿瘤的分期，又要考虑到患者的生理功能和生育功能的保留，避免治疗不足和过度治疗。

（王岚兰）

# 016 外阴癌1例

## 病历摘要

　　患者，女，77岁。绝经30年，绝经后无阴道流血及排液。主因"外阴瘙痒1年余，发现外阴肿块20天"入院。2016年出现外阴瘙痒，未发现外阴肿块，无阴道分泌物增多，无发热、腹痛等不适，未予诊治。2017年11月发现外阴肿块，约黄豆大小，伴外阴瘙痒，无疼痛，无阴道分泌物增多，2017年11月20日就诊于某三甲医院，行妇科超声示浆膜下子宫肌瘤（约4.8cm×3.3cm大小），建议行阴道镜病理检查，遂就诊于解放军某医院，病理检查结果考虑为外阴高分化鳞癌。同年11月27日为求进一步治疗，遂入我科。自发病以来，精神、食欲、睡眠尚可，大小便正常，体重无明显变化。2007年于当地医院，诊断为2型糖尿病，给予口服二甲双胍、阿卡波糖降血糖治疗，血糖控制不佳。2015年就诊于某三甲医院，停用口服药物，予皮下注射重组甘精胰岛素8IU（每日1次，睡前），诺和灵胰岛素6IU（每日3次，饭前），未规律监测血糖。妇科查体：外阴婚产型，右侧小阴唇上1/3可见约1cm×1cm大小病灶，中1/3可见约2cm×2cm大小病灶，下1/3可见约1.5cm×1cm大小赘生物，表面充血破溃，局部质硬；阴道畅；宫颈光、肥大；宫体后位，约7cm×5cm大小；双附件区未触及明显异常。辅助检查：盆腔MRI示右侧外阴异常信号，结合临床，考虑外阴癌；子宫肌瘤，结合临床；盆腔内少量积液。复查妇科CDFI（2017年11月29日）示子宫前位，子宫66.4mm×42.6mm×40.6mm大小，宫体37.4mm×42.6mm×40.6mm大小，形态规则，切面回声不均匀；底前壁壁间突向浆膜可见49.5mm×35.5mm低回声结节，内回

65

声伴衰减，后壁壁间可见 11.9mm×9.5mm 低回声结节：子宫内膜厚 3.0mm；宫颈约 29.0mm × 24.5mm 大小；LOV 20.7mm × 12.0mm；ROV 19.2mm × 10.2mm；直肠窝（-），双髂窝（-）；CDFI（TAS＋TVS）示子宫肌层可见散在血流信号。提示绝经后期，子宫肌瘤。液基薄层细胞学检测（thinprep cytologic test，TCT）未见异常；HPV 16（＋）。鳞状细胞癌相关抗原未见异常。阴道镜检查（2017 年 11 月 29 日）示宫颈萎缩，右侧小阴唇可见两处病灶，下段病灶呈菜花状，约 2cm 大小。上段病灶涂醋酸后可见醋白上皮及点状血管，硬（-）；拟诊：外阴癌。阴道镜病理检查（2017 年 11 月 29 日）：（右侧小阴唇上段病灶中心）送检黏膜组织，被覆鳞状上皮呈高级别鳞状上皮内病变（high grade squamous intraepithelial lesion，HSIL）外阴上皮内瘤变（vulvar intraepithelial neoplasia，VIN）Ⅲ级，局灶可见间质浸润，考虑角化型中分化鳞状细胞癌；（右侧小阴唇上段病灶上部）送检黏膜慢性炎；（右侧小阴唇上段病灶下部）HSIL（VIN Ⅲ级）；（右侧小阴唇上段病灶内侧）HSIL（VIN Ⅱ级）；（右侧小阴唇上段病灶外侧）送检黏膜慢性炎，另见少量零散鳞状上皮呈 HSIL（VIN Ⅱ级）（右侧小阴唇下段病灶中心）送检黏膜组织，被覆鳞状上皮呈 HSIL（VIN Ⅲ级）改变，局灶间质浸润，考虑角化型中分化鳞状细胞癌；（右侧小阴唇下段病灶上部、下部、内侧）送检黏膜组织被覆鳞状上皮乳头状增生，呈 HSIL（VIN Ⅲ级）改变；（右侧小阴唇下段病灶外侧）送检黏膜慢性炎；（阴蒂处病灶）送检黏膜组织被覆鲜状上皮乳头状增生，呈 HSIL（VIN Ⅱ～Ⅲ级）改变。术前诊断：外阴鳞状细胞癌ⅠB 期（G2）子宫肌瘤，2 型糖尿病，高血压病 2 级（很高危），胆囊切除术后，肝囊肿，右肾囊肿。于 2017 年 12 月 4 日行腹腔镜下腹股沟淋巴结切除术＋局部外阴广泛切除术。术中可见双侧腹股沟区各组淋巴结均未触及肿大，外阴病灶约 3.5cm ×2.0cm 大小，切缘距病灶约2cm。术后石蜡病理检查：①（外阴）右侧小阴唇肿块3.0cm×1.5cm×0.5cm大小，镜下部分区域为角化型中分化鳞状细胞癌，部分区域为HSL（VIN Ⅲ级）病变，伴局部糜烂、溃疡形成，间质伴多量以淋巴细胞、浆细胞为主的炎细胞浸润；未见明确脉管及神经侵犯；上内及右内侧切缘可见HSIL（VIN Ⅲ级）病变，上外、右外、右下、左内、左外、左下及基底均未见癌。患者术后病情平稳，于2018年12月16日出院。

## 病例分析

外阴癌发病率不高，占所有女性恶性肿瘤的1%以下，占女性生殖道原发性恶性肿瘤的3%～5%，多见于老年人，近年来发病患者趋向年轻化，小于40岁的患者占40%。约80%的原发性外阴癌为鳞状细胞癌，其他包括恶性黑色素瘤、基底细胞癌、庞状癌、Paget病、腺癌、前庭大腺癌、肉瘤及其他罕见的外阴恶性肿瘤等。虽然外阴癌位于体表易于早期发现，但传统观念常常拖延了患者就诊的时机。而且由于多数患者伴有长期的外阴良性疾病史或合并其他妇科疾病，因此临床上容易误诊。对外阴癌的治疗强调个体化和综合治疗。近年来，随着对外阴癌认识的深入和放、化疗的发展，手术范围趋于缩小，重视保留外阴的生理功能，减轻术后患者生理及心理上的创伤。综合应用放疗及化疗，在提高疗效的同时，可有效改善患者的生活质量。外阴癌患者的5年生存率为52%～85%，预后与腹股沟淋巴结是否转移密切相关。由于发病率低，病例数较少，临床随机研究很少，因此对外阴癌的治疗方式需要更进一步的研究。

流行病学调查发现外阴癌的高危因素可分为HPV感染相关性

和非相关性两类。相关性的患者多为年轻妇女，可能有外阴湿疣的病史，吸烟可能是这一类外阴癌发病的危险因素，感染多以16、18、31型多见，病理类型多为鳞癌。非相关性的多为老年妇女，无吸烟史，与外阴的营养障碍有关，可合并VIN。另外肥胖、高血压、糖尿病、免疫力低下可能与这类外阴癌的发生相关，但并非独立危险因素。

外阴癌多见于绝经后妇女。一些患者有外阴前驱病变的病史，如外阴硬化萎缩性苔藓、外阴增生性营养障碍。最常见的症状为外阴瘙痒、局部肿块或溃疡，可伴有疼痛、出血、排尿困难及阴道排液，少部分患者可没有任何症状。其可表现为单个或多发结节、菜花样肿块或浸润性溃疡。最多见的部位为大阴唇，其次是小阴唇、阴蒂、会阴体，可累及肛门、尿道和阴道。可出现一侧或双侧腹股沟淋巴结肿大，甚至溃疡。查体时应注意外阴肿块的部位、大小、质地、活动度、与周围组织的关系；注意双侧腹股沟淋巴结是否有肿大，并且排除其他生殖器的转移瘤。

对任何发现外阴病变在治疗前均应活检，病理确诊。活检组织应包括病灶、病灶周围皮肤和部分皮下组织。活检明确浸润深度后再进一步确定手术范围。对较小的病灶不宜先行切除，先行活检明确肿瘤浸润深度以便确定手术范围。根据《妇科常用肿瘤诊治指南》外阴癌治疗原则：外阴癌的治疗必须遵循治愈疾病和最大程度保留正常组织的原则，按照原发病灶位置及是否侵犯邻近器官（尿道、阴道、肛门直肠），以及腹股沟淋巴结的情况，进行个体化治疗方案的设计。对于局部晚期患者，更要分别考虑原发病灶和腹股沟淋巴结的情况，再制定适宜的整体治疗方案，以期最大可能治愈患者和最少的治疗相关性并发症。外阴癌的治疗以手术治疗为主，强调个体化、多学科综合治疗。手术为首先考虑的治疗手段，传统的手术方式是广泛的全外阴切除及腹股沟淋巴结清扫术，有时还附加盆腔淋巴结清扫术。长期以来，该术式普遍应用于各种不同期别及不同组织学类型的外阴癌，虽取得了较好的治疗效果，但其不加选择的广泛切除方式给患者造成了较大创伤，大多数患者手术伤口不能一期愈合，需要长期愈合或植皮，伤口愈合后瘢痕形成使外阴严重变形，对性生活及心理影响较大。老年患者对这种创伤性较大的手术耐受性差，易发生各种并发症。因此Ⅰ A 期行外阴广泛性局部切除术，通常不需要切除腹股沟淋巴结。

早期外阴癌被定义为局限于外阴，未侵犯邻近器官，且临床无可疑淋巴结转移者。原发病灶的治疗原则为尽可能手术切除原发病灶。如病变局限，推荐采用外阴广泛性局部切除术。手术范围应包括癌灶周围至少1cm宽的外观正常的组织，深度应至尿生殖膈下筋膜，达阔筋膜及耻骨联合筋膜水平。如果癌灶在阴蒂部位或其附近，则应切除阴蒂。

## 病例点评

该患者入院后完善相关检查，明确诊断。外阴癌的治疗以手术为主，要个体化，综合治疗。病理检查回报为早期外阴癌，应行局部广泛切除术，手术切缘距离肿瘤边缘1cm，深度至少1cm，侧位型需同时行腹股沟淋巴结切除术。手术范围大、恢复慢，不能保证治愈，术后必要时行放化疗可能，术后仍可能转移或复发，危及患者生命。术后伤口液化，延期愈合，需长期换药或植皮，伤口愈合后瘢痕形成可能使外阴严重变形，对性生活及心理可能会造成严重影响。

（李东燕）

# 017 宫颈上皮内瘤变 III 级转宫颈癌 1 例

## 病历摘要

患者，女，61 岁。主因"同房后阴道流血 2 月余"入院。自然绝经 15 年。近 2 个月出现同房后阴道流血，2018 年 7 月 21 日就诊于当地医院行 HPV 检测示 16、31、66 型阳性，TCT 示非典型鳞状细胞（atypical squamouscells of undertermined significance ASC-US），遂行阴道镜检查 + 宫颈活检，结果示宫颈 3 点、10 点、12 点呈 HSIL 宫颈上皮内瘤变（cervical intraepithelial neoplasia，CIN）II～III 级，遂收入我科。入院后行阴道镜检查 + 宫颈活检，结果示宫颈 3 点、10 点及颈管刮出物部分 HSIL（CIN II～III 级）伴累腺（图 8）。妇科超声及宫腔镜检查 + 分段诊刮术术后病理检查未见异常。

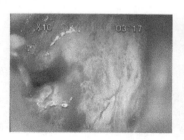
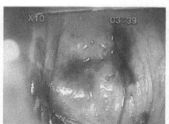

图 8　醋酸白上皮及碘不着色区

于 2018 年 9 月 21 日以 CIN III 级行宫颈锥切术，术中于宫颈表面涂 5% 醋酸后见醋白上皮宽约 1.5cm，涂 1% 卢戈氏碘液后上述区域碘不着色，冷刀锥切标本锥底直径约 2.5cm，锥高约 2.0cm 送病理检查。术后常规病理检查：宫颈 1 点局灶出芽式早期浸润（浸润深度 < 0.3cm，宽度 < 0.3cm），内外口切缘及基底未见病变，宫颈

笔记

2 点 ~5 点、10 点、11 点 HSIL（CIN Ⅲ级），且 2 点、3 点距基底 < 0.1cm。术后诊断升级为：宫颈鳞状细胞癌 Ⅰ A$_1$ 期，建议其返院切除子宫。遂于同年 11 月 21 日返院行腹腔镜下联合阴式子宫全切术 + 双侧附件切除术，术后病理检查：宫颈 3 点局灶 CIN Ⅰ 级，其余各点及左右宫旁均未见病变。术后恢复良好，5 天后出院。

## 病例分析

宫颈鳞状上皮内病变（squamous intraepithelial lesion，SIL）是与宫颈癌密切相关的一组宫颈病变，常发生于 25 ~ 35 岁的妇女，大部分低级别鳞状上皮内病变（lowgrade SIL，LSIL）可自然消退，但 HSIL 具有癌变潜能。SIL 反映了宫颈癌发生发展中的连续过程，通过筛查发现 SIL，及时治疗 HSIL 是预防宫颈浸润癌行之有效的措施。SIL 和宫颈浸润癌与 HPV 感染、多个性伴侣、吸烟、性生活过早（<16 岁）、性传播疾病、经济状况低下、口服避孕药和免疫抑制等因素相关。临床表现通常无特殊症状，偶有阴道排液增多，伴或不伴臭味，也可在性生活或妇科检查后发生接触性出血，检查宫颈可光滑，或仅见局部红斑、白色上皮，或宫颈糜烂样表现，未见明显病灶。

宫颈细胞学检查是 SIL 及早期宫颈癌筛查的基本方法，特异性高，但敏感性较低；HPV 检查敏感性较高，但特异性较低，两者可联合应用于 25 岁以上女性的筛查。当筛查发现有异常，如细胞学 ASCUS 伴 HPV 检测阳性，或细胞学 LSIL 及以上，或 HPV-16、18 型阳性者建议行阴道镜检查。检查时，任何肉眼可疑病灶或阴道镜诊断为高级别病变者均应行单点或多点活检及颈管骚刮术（endocervical curettage，ECC）。当出现 HSIL，可发展为宫颈癌，需要治疗。阴道镜检查充分者可行宫颈锥切术或消融治疗；而阴道镜检查不充分者宜采用宫颈锥切术（包括宫颈环形电切术和冷刀锥切），经锥切确诊，年龄较大、无生育要求、合并有其他妇科良性疾病手术指征的 HSIL 也可行筋膜外全子宫切除术。

总体而言，HSIL 变具有癌变潜能，及时治疗是预防宫颈浸润癌行之有效的措施，需进一步普及宫颈病变基础筛查，做到早发现、早治疗。

## 病例点评

1. 该患者入院术后复查阴道镜 + 宫颈活检仍提示 HSIL 上皮内病变，及时的手术治疗。

2. 手术后通过病理检查发现更高级别病变，即 HSIL Ⅰ$A_1$ 期，及时的诊断阻挡了宫颈癌进一步发展的可能，做到了早期治疗。

3. HSIL 具有癌变潜能，及时治疗是预防宫颈浸润癌行之有效的措施，即使锥切术后升级为宫颈癌往往也是早期病变，患者多预后良好，且后续治疗创伤较小，一定程度上免除了放、化疗的痛苦，所以早期的疾病筛查应引起妇产科医师的重视。

（杨春肖）

笔记

# 018　早期宫颈癌患者保留生育功能的治疗1例

## 病历摘要

患者，女，29 岁，$G_0P_0$。初潮年龄 13 岁，平素月经规律，5/31 天，量中，痛经（＋），可耐受。末次月经 2017 年 8 月 10 日。2015 年 12 月因原发不孕于河南某医院行输卵管造影示双侧输卵管不通（具体不详）；次年 2 月因原发不孕于该医院行宫腔镜检查术；2016 年 8 月因原发不孕就诊于某三甲医院行输卵管造影示双侧输卵管通畅（具体不详）。2017 年 7 月 24 日因不孕就诊于北京某三甲医院，TCT 检查示 HSIL。平素无异常阴道流血及排液，无同房出血，无腹痛、腹胀，无尿频、尿急、尿痛，建议行人乳头瘤病毒（human papillomavirus，HPV）检测和阴道镜检查。8 月 17 日于某三甲医院行阴道镜检查示 HSIL。病理检查结果：（宫颈 2 点、5 点）HSIL（CIN Ⅲ级累腺），鳞状细胞癌不除外；（宫颈 7 点）HSIL（CIN Ⅲ级累腺）；（宫颈 11 点）慢性宫颈炎；（颈管刮出物）送检物镜下可见游离的鳞状上皮呈 HSIL（CIN Ⅲ级），建议手术治疗。考虑"宫颈癌？"，为求进一步诊治，就诊于我院门诊，入住我科。

[**妇科查体**] 外阴婚型；阴道畅；宫颈光，可见活检痕迹，接触性出血（＋）；宫体前位，正常大小，压痛（－）；双侧附件区未及肿块，压痛（－）；三合诊：宫旁及双侧骶韧带未及增粗、结节。

[**辅助检查**]

（1）HPV-DNA（2017 年 7 月 24 日北京某三甲医院），阴性；TCT（2017 年 7 月 24 日北京某三甲医院）示 HSIL；阴道镜

（2017 年 8 月 17 日山西某三甲医院），拟诊 HSIL；病理切片会诊（2017 年 8 月 22 日某医院），宫颈（A、B 片）示低分化鳞癌（浸润型），（C 片）示 CIN Ⅲ级伴早侵，（D 片）示慢性炎症，（E 片）示游离上皮示高级别 CIN Ⅲ级。

（2）妇科 CDFI（2017 年 8 月 28 日我院）：子宫前位，子宫 73.0mm × 39.5mm × 31.1mm，宫体 38.5mm × 39.5mm × 31.1mm，形态规则，切面回声不均匀，宫底肌层略突向宫腔；下段右前壁壁间可见约 13.6mm ×9.6mm 的低回声结节。子宫内膜厚 7.4mm；宫颈 34.5mm × 21.6mm；LOV 29.6mm × 18.5mm，内可见约 13.3mm × 12.0mm 无回声区，周边未见明显血流信号。ROV 28.3mm × 15.5mm；直肠窝（-），双髂窝（-）；CDFI（TAS）示子宫肌层可见散在血流信号。提示：子宫肌瘤；左卵巢内无回声区（生理性？）。

（3）正电子发射计算机断层显像（positron emission tomography CT，PET-CT）：①宫颈癌，阴道及子宫内膜代谢增高，考虑受侵可能，双侧髂血管走行去高代谢结节，考虑淋巴结转移。双侧腹股沟区代谢增高淋巴结（右侧著），考虑转移；肝门区肝十二指肠韧带局部代谢增高，可疑淋巴结转移。②双颌下及颈部多发小淋巴结，部分代谢增高，甲状腺左侧旁及双侧腋窝轻度代谢增高淋巴结，多考虑反应性增生。③双侧鼻咽隐窝代谢增高，左侧著，多考虑炎性可能，建议镜检。④左侧上颌窦炎，双侧下鼻甲肥大。甲状腺右侧低密度结节，请结合 CDFI。⑤左上肺胸膜下小结节，代谢未见增高，多考虑炎性，建议定期复查。⑥脂肪肝。⑦乙状结肠直肠条形代谢增高，多考虑炎性，建议镜检。

（4）盆腔 MRI：宫颈后壁纤维基质层形态异常，考虑宫颈癌（IB 期），请结合临床；子宫前壁肌瘤，双侧腹股沟区重大淋巴结，密切观察病情变化。

（5）阴道镜：宫颈大面积 HSIL，病理检查示（宫颈 6 点）HSIL（CIN Ⅲ级）累腺，局灶出芽浸润；（宫颈 7 点、8 点）HSIL（CIN Ⅲ级）累腺；（宫颈 2 点、4 点、10 点）HSIL（CIN Ⅱ～Ⅲ级）累腺；（宫颈 11 点）局灶 LSIL（CIN Ⅰ级）；（左、右阴道壁上、中、下 1/3）黏膜慢性炎。（颈管刮出物）送检凝血块及黏液内可见少许零散鳞状上皮呈 HSIL（CIN Ⅱ～Ⅲ级）改变。

[初步诊断]　宫颈鳞状细胞癌ⅠB1 期（G3）（图 9），原发不孕，子宫肌瘤。

[手术方式]　腹腔镜下广泛宫颈切除术 + 盆腔淋巴结清扫术 + 子宫肌瘤剔除术 + 盆腔粘连松解术。

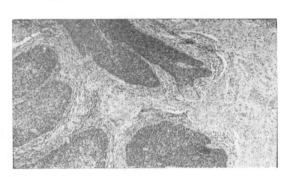

图 9　宫颈癌病理镜下（HE×100）

## 病例分析

宫颈癌是妇科常见肿瘤，传统方法如放疗、子宫根治切除手术等在治疗中均取得较好效果，但是子宫切除的同时，患者也丧失了生育能力。近年来宫颈癌发病呈年轻化趋势，同时，随着现代女性婚育年龄的推迟，越来越多的年轻宫颈癌患者在接受手术治疗时迫切要求保留生育功能。

该患者为未生育年轻女性，有生育要求，目前诊断为宫颈鳞状

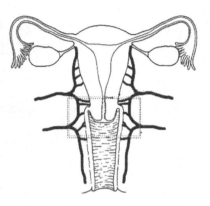

图 10  宫颈癌切除范围示意图

细胞癌ⅠB1 期（G3），妇科 CDFI 示肿瘤直径应小于 2cm，可尝试行保留生育功能的手术方式（图 10）。采用气管插管静脉复合麻醉，首先于腹腔镜下打开侧腹膜，游离双侧输尿管及髂动脉，保留双侧卵巢动静脉，离断双侧圆韧带，使双侧后腹膜血管区充分暴露在视野中。依次切除髂总淋巴结、髂外淋巴结等 5 组盆腔淋巴结，立即送病理科作快速冰冻病理检查，检查结果证实无肿瘤累及，继续行保留生育功能的手术。打开膀胱反折腹膜，将膀胱下推至宫颈外口下 3 ~ 4cm 水平。游离输尿管并切断子宫动脉，切断子宫颈膀胱韧带前后叶，将输尿管游离至膀胱入口处，下推膀胱及输尿管至子宫颈外口横断阴道，缝合阴道断端。于双侧子宫峡部游离子宫动脉并电凝切断。阴道与子宫体残端吻合，重建子宫颈外口，形成新的"子宫颈"，放置引流管，吻合双侧圆韧带，缝合盆腔腹膜。

要实施保留生育功能的广泛宫颈切除术，患者的入选标准及术前评估非常重要，尤其需要考虑到肿瘤的大小、是否有间质浸润、组织学类型、淋巴结状态及是否淋巴血管间隙浸润（lymph vascular space invasion，LVSI）。虽有少数报道认为肿瘤直径在 2 ~ 4cm 的患者行广泛宫颈切除术可获得较好的肿瘤治疗效果，但这些患者术后均需要辅助治疗，意味着可能会影响生育功能。相关研究认为肿瘤直径≤2cm 更为安全。有文献报道，肿瘤直径 > 2cm 和 LVSI 阳性是广泛宫颈切除术后淋巴结阴性患者预后不良的影响因素。在肿瘤直径 > 2cm 的宫颈癌患者中实施保留生育功能手术需非常谨慎，同

笔记

时需考虑到瘤负荷及组织学类型，术前需向患者充分告知肿瘤治疗的风险及生育保留的概率。

## 病例点评

广大妇科肿瘤专家对早期宫颈癌的经典治疗方式也提出了质疑，是否可以缩小手术范围，为那些年轻、有生育要求、有器官保留需求的患者提供保留子宫的可能？这些专家对早期宫颈癌经典术式的术后常规病理结果进行了回顾性研究，发现早期宫颈癌的宫旁受累、淋巴结转移、血液转移的概率很低，于是提出对育龄期早期宫颈癌患者可以考虑行保留生育功能的"最小而有效的"手术治疗方式，如单纯宫颈切除及扩大锥切术。

保留生育功能手术成败的关键为是否成功妊娠以及妊娠结局。广泛宫颈切除术后最常见的并发症是宫颈狭窄，其可导致不孕，需辅助生殖技术助孕。宫内感染和胎膜早破是导致早产的主要原因。妊娠期间宫颈具有预防逆行感染的作用，手术宫颈切除范围越大则逆行感染概率越高，妊娠概率越小；相反，手术范围越小（扩大宫颈锥切术或单纯宫颈切除术）则妊娠概率就越大。因此，保留生育功能的手术成功与否不仅局限于评估手术是否成功及术后复发率，还与是否成功妊娠以及妊娠后保胎的正确处理相关。因此，术前需严格把握手术的指征，并向患者反复充分告知肿瘤治疗的风险及生育保留的概率。

（苏晓强）

# 019　子宫颈腺鳞癌ⅠB2期G3术后放化疗后复发1例

## 病历摘要

患者，女，43岁。主因"子宫颈腺鳞癌ⅠB2期G3术后放化疗后，发现阴道断端肿块1月余"入院。患者接触性出血2月余，宫颈活检病理示宫颈恶性肿瘤，符合中分化腺癌，部分低分化鳞状细胞癌。查体：宫颈可见菜花状肿块，直径约4cm，接触性出血（＋），穹隆部弹性可，子宫饱满，三合诊左侧宫旁略厚，右侧宫旁弹性可。2017年3月16日在静吸复合全麻下行开腹广泛全子宫切除术（QM-C型）＋双侧附件切除术＋盆腔淋巴结及腹主动脉旁淋巴结切除术＋盆腔粘连松解术。术后病理示宫颈1点~12点连续切片，可见恶性肿瘤，部分为普通型宫颈腺癌（中分化）；部分为鳞状细胞癌（中－低分化），3.5cm×1.5cm×0.5cm大小，浸润深度＞1/2宫颈肌壁；子宫下段，左、右宫旁及阴道断端未见癌侵犯。（左、右盆腔淋巴结、腹主A旁淋巴结）淋巴结未见癌侵犯（0/9、0/6、0/10）。于2017年4月7日~2017年5月31日给予全盆腔6mv-X总剂量（dose of tumor，DT）临床靶区体积（clinical target volume，CTV）50Gy，计划靶区体积（planning target volume，PTV）45Gy/25次/36天，2017年4月20日，4月27日，5月5日，5月12日行顺铂55mg静脉同步放化疗。5月23日及31日阴道近距离治疗2次，阴道壁上1/2部分CTV 700cGy/2次/2周。入院后查体：一般状况好，腹软，切口愈合佳。妇科查体：外阴阴道畅，呈放疗后改变，残端愈合好，三合诊右附件区可扪及肿块，质硬，活动欠佳，左附件区弹性好。辅助检查：盆腔MRI（2018年3月19日）

示子宫及双侧附件缺如，阴道断端右上方可见一结节状长T1稍长T2信号，DWI呈明显高信号，约2.4cm×1.9cm大小，与直肠系膜筋膜关系密切；膀胱充盈可，壁不厚，腔内未见明显异常信号；盆腔所见肠管走行未见明显异常，未见异常积液及积气，盆腔未见明显积液。提示宫颈癌根治术后，阴道断端右上方异常信号结节，考虑复发可能大，请结合临床，必要时进一步检查。PET-CT（2018年3月22日）示宫颈癌术后，子宫及双附件缺如，阴道断端右上方可见片状氟代脱氧葡萄糖（fludeoxyglucose，FDG）摄取增高灶（SUVmax：9.6），CT相应部位可见软组织密度结节，约1.9cm×2.6cm大小；腹盆腔各淋巴结区未见异常淋巴结显示；提示宫颈癌术后、放化疗后，阴道断端右上方FDG代谢增高结节，考虑肿瘤复发。入院诊断：子宫颈腺鳞癌ⅠB2期G3术后放化疗后复发。入院后完善相关检查，接受多学科（包括妇科肿瘤、泌尿外科、胃肠外科、肝胆外科、血管外科、骨肿瘤科、妇科化疗、医学重症科、麻醉科、影像科等）的联合会诊；经充分评估后认为患者能够耐受盆腔廓清手术，并认为手术是患者首选的有效治疗方法。于2018年4月4日在全麻下行全盆腔廓清＋输尿管腹壁造口术＋乙状结肠腹壁造瘘术＋大网膜盆底填塞术（图11，图12）。手术过程中出血量2000ml。术后入住外科重症监护病房，2天后转普通病房，术后14天痊愈出院。

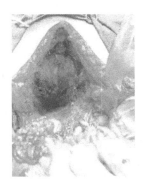

图11　盆腔廓清术中

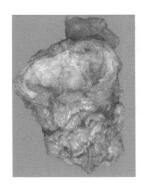

图12　盆腔廓清术后标本

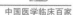

## 病例分析

　　宫颈癌是全球威胁女性健康的第四大恶性肿瘤，据国际癌症研究署（International Agency for Research on Cancer，IARC）研究数据显示，估计全世界2018年宫颈癌新发病例数570 000，死亡病例数约311 000，在发展中国家宫颈癌的新发病例数和死亡病例数均在女性恶性肿瘤中高居第2位。29%～38%的宫颈癌患者在治疗后复发或未控。复发或未控的宫颈癌预后很差，5年生存率仅为3.2%～13%，是宫颈癌致死的主要原因。

　　复发性宫颈癌是指宫颈癌经根治性治疗痊愈后再次出现与治疗前病理类型相同的肿瘤，包括局部复发和远处转移。规范手术治疗后1年，放疗后3个月出现新的病灶为复发。在以任何方式治疗后3个月内病灶未能得到控制，并继续发展或在盆腔内出现新的病灶，称为未控，也就是说在放疗或者手术时病灶未被杀灭或彻底切除，实际上是因为治疗不彻底所致。

　　宫颈癌复发的高危因素包括临床分期晚、组织学分化低、病理类型为腺癌及腺鳞癌、盆腔淋巴结转移、脉管瘤栓、宫颈局部病变＞4cm、手术切缘阳性等。复发性宫颈癌主要表现为下腹、腰骶部疼痛、下肢水肿、盆腹腔肿块、阴道流血、白带增多、左锁骨上淋巴结肿大等，晚期则有全身衰竭、恶病质表现。复发性宫颈癌诊断主要依靠病史（治疗史）、临床症状、盆腔检查及其他辅助检查来确定。可选择的辅助检查有腹腔镜、超声、CT扫描、MRI及PET-CT，膀胱镜、直肠镜、静脉尿路造影以及肺和骨骼的X线检查等。诊断宫颈癌复发的关键是需要组织病理学证实，可疑为中心型复发可在直视下或阴道镜下

笔记

行肿瘤（多点）活检；可疑的膀胱或直肠受累可在膀胱镜和直肠镜下活检，对于盆腔肿块也在 CT 扫描或超声引导下行细针穿刺活检。

复发性转移宫颈癌治疗方式的选择主要依据患者的身体状况、转移复发部位、范围及初次治疗方法来决定。目前，国内外对转移复发性宫颈癌的治疗趋势是采用多手段的综合治疗方式。无论初次治疗方法是手术还是放疗，复发后均由于解剖变异、周围组织粘连及已往治疗引起的并发症等，给治疗带来了一定的困难，并易造成更严重的并发症。因此，在再次治疗前，要全面评估患者的全身情况和复发部位局部情况，以了解复发转移病灶与周围组织的关系，评价以前的放射损伤范围和正常组织的耐受程度等，以选择最适宜的个体化治疗方案。

由于盆腔廓清手术范围大，涉及多脏器及组织，其术后的并发症可高达82%。术后并发症常见有感染、术中术后大量出血、胃肠瘘、尿瘘、肠梗阻、皮瓣坏死、伤口愈合不良以及静脉血栓等。所以术后患者的周密管理十分重要，低分子肝素预防血栓、广谱抗菌药物应用、造瘘口及瘘管的专科护士护理、对患者的全面宣教等，可能在一定程度上降低术后并发症的发生。

对于中心性复发宫颈癌，5 年生存率为30%～60%。影响手术后生存期的主要因素有：初次治疗后无瘤生存期、复发病灶的大小和复发病灶是否累及盆侧壁。文献报道初次治疗后无瘤生存期大于 6 个月、复发病灶直径小于 3cm 和盆侧壁未累及的患者存活期明显延长。该患者系孤立的中心性盆腔复发且未累及到盆壁、复发病灶直径小于 3cm、无瘤生存期 1 年，术后 5 年生存率应该比较高。

##  病例点评

①该患者 1 年前因"子宫颈腺鳞癌ⅠB2 期 G3"行手术及术后放化疗治疗。

②患者具有宫颈癌复发的危险因素：病理类型为腺鳞癌、组织学分化低、脉管瘤栓、宫颈局部病变 >4cm。结合病史、体征、辅助检查，该患者子宫颈腺鳞癌ⅠB2 期 G3 术后放化疗后复发，诊断明确。

③复发性宫颈癌的治疗非常困难，涉及多个学科，需要多学科的治疗团队。

④该患者属于孤立的中心性盆腔复发且未累及到盆壁，是盆腔廓清术的适应证，可行全盆腔廓清＋输尿管腹壁造口术＋乙状结肠腹壁造瘘术＋大网膜盆底填塞术，需要多学科联合完成。

⑤此类患者对疾病的态度、自我形象、经济问题、胃肠道症状、睡眠、总体健康状况以及情绪均有显著恶化，因此需要长期的心理－肿瘤支持。

### 参考文献

1. 曹泽毅. 中华妇产科学. 3 版. 北京：人民卫生出版社，2014.

2. 姚婷婷，林仲秋. 复发性宫颈癌的治疗. 中国实用妇科与产科杂志，2012，28（5）：327－328.

3. 卢艳，姚德生. 复发性宫颈癌的手术治疗进展. 肿瘤防治研究，2012，39（7）：872－875.

4. 李雷，吴鸣. 盆腔廓清术治疗妇科恶性肿瘤研究进展. 中国实用妇科与产科杂志，2016，32（8）：804－809.

（王伟）

# 020 子宫内膜癌1例

## 病历摘要

患者，女，35岁，$G_0P_0$。既往无糖尿病、高血压、心脏病等病史。主因"月经紊乱10年，阴道大量出血半月余"于2018年7月10日入院。既往月经规律，7/30（天），量中，痛经（－），末次月经不详。2006年起月经稀发，周期为30～90天，经期延长为7～10天，经量时多时少，少时如同既往月经量，多时为既往月经量的2倍，伴头晕、乏力，无腹痛，无排尿、排便困难，就诊于当地多家医院口服中药及西药（药名、药量具体不详）治疗，无好转。2018年6月12日出现大量阴道流血，量似既往月经量的3倍，头晕、乏力较前加重，无腹痛，持续至6月29日，就诊当地某医院行分段诊刮术，术后阴道流血逐渐停止。分段诊刮术后病理检查回报为子宫内膜腺体复杂性伴部分非典型增生。同年7月2日于我院会诊病理切片结果回报：（宫腔）送检组织为破碎的内膜组织，部分区域为内膜腺体复杂性增生伴非典型增生，局灶间质纤维化，基底可见簇状的厚壁血管，部分为凝血块及炎性渗出，请结合临床。除外：①子宫内膜非典型性息肉状腺肌瘤，腺体复杂伴非典型增生，不除外局灶癌变；②子宫内膜复杂伴非典型增生，不除外局灶癌变（子宫内膜样腺癌）。建议免疫组化（8项）进一步明确。入院后查体：体温36.4℃，脉搏84次/分，呼吸20次/分，血压96/55mmHg，贫血面容，精神萎靡，皮肤颜色苍白，唇色苍白。妇科查体：外阴婚型；阴道畅；宫颈肥大，糜烂样改变；宫体子宫前位，正常子宫大小，质中，压痛（－）；双侧附件区未及异常。7月

11 日血常规：白细胞计数 $4.38 \times 10^9/L$，红细胞计数 $2.31 \times 10^{12}/L$，血红蛋白 57g/L，血小板 $219 \times 10^9/L$。7 月 12 日给予输注去白细胞悬浮红细胞 4U，13 日复查血常规示血红蛋白 89g/L，再次给予输注去白细胞悬浮红细胞 4U，14 日复查血常规，血红蛋白浓度 115g/L。

2018 年 7 月 12 日行宫腔镜检查（图 13）示宫腔内可见一椭圆形肿块，约 3.0cm×2.0cm 大小，色红白，表面凹凸不平，不透明，部分表面呈乳头状突起，部分表面呈紫红色，可及丰富粗细不等迂曲血管，走行不规则，子宫内膜增厚，表面呈乳头样突起，行分段诊刮术，术后病理检查回报：（宫腔刮出物）子宫内膜腺体复杂伴非典型增生，不除外局灶癌变，结合临床表现为非典型性息肉状腺肌瘤（腺体呈复杂性伴非典型增生，局灶）。（颈管刮出物）送检黏液中见零散分化良好的颈管腺上皮，另见少许异型腺体。复查妇科 CDFI（2018 年 7 月 16 日我院）（图 14）：子宫前位，宫体约 51.8mm×53.5mm×43.9mm 大小，形态规则，切面回声均匀，子宫内膜厚约 9.5mm，内回声不均匀，内部可见较丰富血流信号；直肠窝（-），双髂窝（-）；TAS-TVS 示子宫肌层可见散在血流信号；子宫内膜内部血流信号 Vp 5.76，Vd 2.04，RI 0.65。超声提示①子宫内膜回声不均匀；②宫颈纳囊；③右卵巢内无回声区（生理性?）。结合症状、体征及相关辅助检查，初步诊断：子宫内膜癌Ⅰ期，失血性贫血（重度）。于 2018 年 7 月 18 日行腹腔镜下联合阴式全子宫切除术＋双侧附件切除术＋前哨淋巴结（sentinel lymph node，SLN）切除术＋盆腔淋巴结切除术＋腹主动脉旁淋巴结切除术。术前宫颈 3 点、9 点处注入纳米碳示踪剂 250mg，术中见子宫约 6cm×5cm 大小，双侧卵巢均约 2cm×2cm 大小，双侧输卵管外观无异常。左右髂血管处可见淋巴结显影，右侧约 4cm×2cm 大小，左侧约2cm×1cm大小（图15，图16），不除外淋巴结转移可能，决定行盆腔淋巴结清扫术＋腹主动脉旁淋巴结切除术。术中全子宫切除后，剖检右后壁宫腔可见一约1.5cm×1.0cm大小的结节样突起，其余内膜较粗糙（图17）。快速冰冻病理检查回报：①（宫体后壁、侧壁）送检子宫组织，子宫内膜部分腺体复杂性增生伴非典型增生，部分腺体呈筛状，考虑中分化子宫内膜样腺癌（最大直径约1.5cm），未侵及肌层；②其余内膜组织待石蜡多取材进一步诊断；③未累及宫体下段；④宫颈黏膜慢性炎，未见癌。待石蜡多取材及免疫组化确诊。术后病理检查回报：①子宫内膜部分腺体复杂性增生伴非典型增生，伴息肉形成（1.5cm×0.8cm×0.6cm），部分腺体呈筛状、实性异型增生，未侵及肌层及宫体下段，未见明确脉管内癌栓及神经侵犯，结合免疫组化结果，符合黏膜内癌（中分化子宫内膜样腺癌，范围约3.5cm×2.5cm×0.5cm，大于1/2宫腔面积）。免疫组化结果：AE1/AE3（＋），Vimentin（＋），ER（＋＋，70%），PR（＋＋，70%），P53（部分＋），CD10（间质＋），Ki-67（热点区＋10%），SMA（平滑肌＋），Braf-（V600E）T（－）。错配修复蛋白表达：MLH1（＋＋＋，90%），PMS2（＋，30%），MSH2（＋＋，80%），MSH6（＋＋＋，90%），提示微卫星稳定。②宫颈黏膜慢性炎伴浅表糜烂及黏液潴留。③右卵巢可见滤泡囊肿。④双侧输卵管轻度慢性炎。左侧卵巢送检卵巢组织，可见生发上皮包含腺体。送检各组淋巴结均未见癌转移（腹主动脉旁、肾动脉水平淋巴结0/3，腹主动脉表面与腹主动脉下腔静脉之间淋巴结0/14，骶前淋巴结0/0，左宫旁淋巴结0/0，左侧腹股沟淋巴结0/3，左闭孔神经淋巴结0/1，右髂总淋巴结0/3，右髂内淋巴结0/3，右闭孔0/2）。患者术后病情平稳，14天后出院。最后诊断：子宫内膜癌Ⅰ期，失血性贫血（重度）。

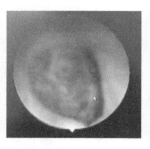
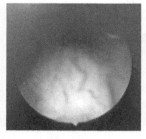
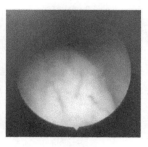

图 13　宫腔内可及椭圆形肿块及丰富粗细不等迂曲血管，走行不规则

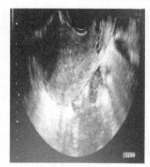
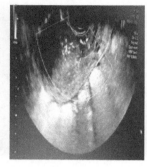
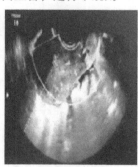

图 14　我院妇科 CDFI（2018 年 7 月 16 日）

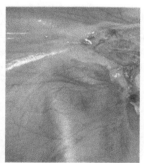
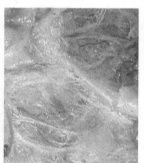
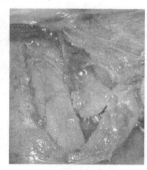

图 15　左侧髂血管淋巴结显影

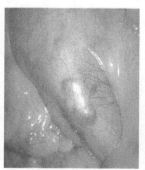
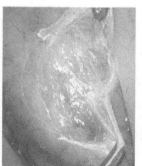
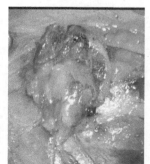

图 16　右侧髂血管淋巴结显影

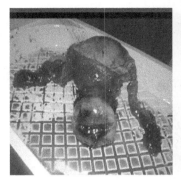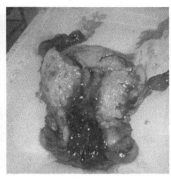

图 17 全子宫切除术后，剖检右后壁宫腔可见一约 1.5cm × 1.0cm 大小的结节样突起，其余内膜较粗糙

## 病例分析

1. 子宫内膜癌（endometrial carcinoma）是发生于子宫内膜的一组上皮性恶性肿瘤，以来源于子宫内膜腺体的腺癌最常见。为女性生殖道三大恶性肿瘤之一，占女性全身恶性肿瘤的70%，占女性生殖道恶性肿瘤的20%～30%。近年来发病率在全世界范围内呈上升趋势。平均发病年龄为60岁，其中75%发病于50岁以上妇女。

子宫内膜癌患者都会出现异常阴道流血或阴道排液的症状。患者多为绝经后妇女，表现为绝经后阴道流血。绝经时间越长，发生子宫内膜癌的概率越高。20%的内膜癌患者为围绝经期妇女，以围绝经期月经紊乱及血量增多为主要表现，如40岁以下妇女患者，表现为月经紊乱或经量增多。近年来该病发病年龄逐渐年轻化，年轻女性患者占5%～10%，多为肥胖、不孕或多囊卵巢综合征患者。阴道排液多为血性液体或浆液性分泌物，合并感染则有脓血性排液，伴有脓臭。若肿瘤累及宫颈内口，可引起宫腔积脓，还可出现下腹胀痛及痉挛样疼痛。肿瘤浸润子宫周围组织或压迫神经可引起下腹及腰骶部疼痛。晚期可出现贫血、消瘦及恶病质等相应症状。早期患者妇科检查可无异常发生，晚期可有子宫增大，合并宫腔积脓时可有明显压痛，宫颈管内偶有癌组织脱出，触之易出血。癌灶浸润周围组织时，子宫固定或在宫旁扪及不规则结节状物。组织学检查是子宫内膜癌确诊依据，诊断性刮宫（diagnostic curettage，ECC）是常用而有价值的诊断方法，常行分段诊刮，以同时了解宫腔和宫颈的情况。近年来，宫腔镜检查已广泛应用于子宫内膜病变的早期诊断。其可直接观察宫腔及宫颈管内有无癌灶存在、癌灶大小及部位，直视下活检，对局灶型子宫内膜癌的诊断以及评估宫颈是否受侵更为准确。TVS 检查可了解子宫大小、宫腔形状、宫腔内有无赘生物、子宫内膜厚度、肌层有无浸润及深度，可对异常阴道流血的原因做出初步判断，并为选择进一步检查提供参考。绝经后妇女内膜厚度 <5mm 时，其阴性预测值可达 96%。典型子宫内膜癌的超声图像有宫腔内不均回声区或宫腔线消失，肌层内有不均回声区。CDFI 可显示丰富血流信号。其他影像学检查更多应用于治疗前评估。MRI 对肌层浸润深度和宫颈间质浸润有较准确的判断；腹部 CT 可协助判断有无子宫外转移。CA125 为子宫内膜癌的标志物，该值明显升高者，提示可能有子宫外病灶存在，可作为晚期内膜癌术后监测指标。对疑有宫外病灶的高危患者亦可选用 PET-CT 检查，以明确病变范围。

2. 该患者月经紊乱 10 年，曾在当地各家医院就诊，给予药物治疗，均无效，未行子宫内膜分段诊刮术明确阴道出血原因。2018 年 6 月 12 日出现大量阴道流血致患者头晕、乏力加重后，为了止血行分段诊刮术，才发现子宫内膜病变。提示有阴道异常出血的年轻患者，如药物治疗无效，要高度警惕子宫内膜病变可能，尽快行分段诊刮，以排除子宫内膜病变。尤其对于肥胖、不孕、不育、月经稀发、多囊卵巢综合征、糖尿病、高血压的患者更应警惕子宫内膜病变的存在，尽早分段诊刮，早诊断、早治疗。该患者于2018年6月29日就诊当地某医院行分段诊刮术，并于我院病理科行病理切片会诊，考虑子宫内膜病变，癌不除外入院。入院后给予输注去白细胞悬浮红细胞8U纠正贫血。行妇科超声、盆腔MRI及宫腔镜检查，根据国际妇产科联盟（International Federation of Gynecology and Obstetrics，FIGO，2009年）修订的手术病理分期，患者初步诊断为子宫内膜癌I期，失血性贫血（重度）。

3. 根据妇科肿瘤诊治指南，子宫内膜癌的治疗以手术为主，辅助放疗、化疗和激素等综合治疗，根据患者的年龄、全身状况和有无内科并发症及临床肿瘤累及的范围综合评估，选择和制定治疗方案。子宫内膜癌标准的手术方式是筋膜外全子宫切除术＋双附件切除术。开腹后取腹水或腹腔冲洗液进行细胞学检查并单独报告，全面探查，对可疑病变部位取样做冷冻切片检查。术中送快速冰冻病理检查，术中剖视宫腔，检查肿瘤大小、部位、肌层受浸润程度，根据肿瘤分化程度、肌层浸润深度（冰冻病理检查）决定是否行盆腔及腹主动脉旁淋巴结切除。目前认为，如肿瘤直径≥2.0cm，需行盆腔淋巴结切除术，此外如有肌层浸润深度，低分化子宫内膜样腺癌（G3），非子宫内膜样腺癌的肿瘤类型如透明细胞癌、浆液性乳头状癌或癌肉瘤等高危因素还需行腹主动脉旁淋巴结切除。淋巴结切除术是手术分期的重要部分，淋巴结切除可以判断预后，为后续治疗提供依据。

对于需要保留生育功能的年轻患者，根据2019 NCCN子宫肿瘤临床实践指南（第1版），保留生育功能只适用于子宫内膜样腺癌，而子宫内膜浆液性癌、透明细胞癌、癌肉瘤和子宫肉瘤则不能保留

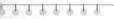
生育功能。子宫内膜样腺癌保留生育功能的指征和方法：①子宫内膜样腺癌，G1 级；②MRI（首选）或 TVS 检查确定病灶局限于子宫内膜；③影像学检查未发现可疑的转移病灶；④无药物治疗或妊娠的禁忌证；⑤经充分咨询了解保留生育功能并非子宫内膜癌的标准治疗方式；⑥治疗前咨询生殖医学专家；⑦有条件者可考虑遗传咨询或基因检测；⑧可选择甲地孕酮（160～320mg/d）、醋酸甲羟孕酮（400～600mg/d）和左炔诺孕酮宫内缓释系统；⑨严密随访：每 3～6 个月分段诊刮或子宫内膜活检，如癌持续存在 6～12 个月，建议行全子宫＋双附件切除＋手术分期。如病变完全缓解6 个月，鼓励患者受孕，孕前持续每 3～6 个月进行内膜取样检查。如暂无生育计划，予孕激素维持治疗及定期监测；⑩完成生育后或内膜取样，若发现疾病进展，即行全子宫＋双附件切除＋手术分期。

4. 不保留生育功能患者的初始治疗。对于子宫内膜癌，治疗前大致可分3 种情况：肿瘤局限于子宫体、肿瘤侵犯宫颈和肿瘤扩散到子宫外。①肿瘤局限于子宫体者，行全子宫＋双附件切除＋手术分期，如果患者不适宜手术治疗，首选外照射放疗（或）阴道近距离放疗，或对部分患者行化疗或内分泌治疗。②怀疑或有肉眼可见宫颈受侵者行宫颈活检或 MRI（若既往未做过），若结果为阴性，则手术方式与肿瘤局限于子宫体者相同；若检查结果宫颈受侵阳性或宫颈已有肉眼可见的浸润病灶，则适合手术者可选择全子宫双附件或广泛性子宫切除＋双附件切除＋手术分期，或先行外照射放疗＋阴道近距离放疗后再行全子宫＋双附件切除＋手术分期；不适宜立即手术者则可先行外照射放疗＋阴道近距离放疗±全身治疗，放疗后适合手术者再行手术治疗；不适宜立即手术者也行全身治疗，治疗后患者可耐受手术时再行手术治疗。若仍不适合手术，则行外照射放疗＋阴道近距离放疗。③肿瘤扩散到子宫外，行 CA125 检查，有临床需要者同时行相应的影像学检查（若既往未做过），若病变超出了子宫但局限于盆腹腔内时，行子宫＋双附件切除＋手术分期＋减瘤术，手术目标是尽可能达到没有肉眼可测量病灶。也可考虑新辅助化疗后再手术，若患者适合手术，且出现远处转移病变，可行全身治疗和（或）外照射放疗和（或）激素治疗，也可考虑姑息性子宫＋双附件切除术。不适合手术者可行外照射放疗±阴道近距离放疗±全身治疗，也可单纯全身治疗后再次评估是否可以手术治疗，或者根据治疗效果选择放疗。

该患者35岁，尚未生育，影像学检查评估病灶局限于子宫，可考虑采用行以孕激素治疗为主的保留生育功能的治疗，但患者及家属坚决要求行手术治疗，不要求保留生育功能，遂行手术治疗。该患者术中使用纳米银示踪剂行SLN显影，考虑有淋巴结转移可能，决定行盆腔淋巴结清扫术＋腹主动脉旁淋巴结切除术，术后病理检查回报淋巴结未见转移癌灶。前哨淋巴结活检（sentinel lymph node biopsy，SLNB）的成功率（即SLN检出率）是其在子宫内膜癌手术中应用的关键，多数研究认为，至少有1个SLN检出就可以认为SLNB成功。目前经研究报道，SLNB在子宫内膜癌中的成功率为78%左右，SLNB成功的影响因素包括以下几方面：①示踪剂的选择，常用的示踪剂包括蓝色染料、放射性核素以及荧光染料靛青绿（indocyanine green，ICG），单一示踪剂与两种示踪剂联合应用比较，在SLN检出率方面有所不同；②注射部位，目前的文献报道显示，子宫内膜癌的SLN示踪剂有多个注射部位，包括子宫肌层、子宫内膜以及子宫颈，目前的多数研究采用的仍是子宫颈注射示踪剂的方式。SLN定位技术可以更加精准地反映淋巴结的转移情况，对早期子宫内膜癌患者的淋巴结评估是安全有效的，但该技术尚存在许多争议，需要更加完善的技术以及更多的前瞻性临床研究

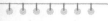
进一步探讨。2017 年 NCCN 指南提出：对于病变明显局限于子宫的患者，SLN 定位可以增加淋巴结转移的检出率，降低假阴性率，对影像学检查未发现转移或术中探查未见宫外病变的子宫恶性肿瘤患者，可考虑行 SLN 定位来明确手术分期。由此可见，SLN 定位作为一种创新的手术方法，已取得了一定的关注，在早期子宫内膜癌中的临床应用也得到了一定的认可，可以预见，该技术今后在临床的应用将日益增多。

5. 完成初始手术分期后的后续治疗，Ⅰ期患者的术后治疗需结合患者有无高危因素、浸润肌层深度和组织学分级。高危因素包括年龄≥60 岁、深肌层浸润和（或）淋巴脉管间隙浸润。补充治疗以放疗为主，阴道顶端愈合后尽早开始放疗，最好不超过术后 12 周。若存在 1 个高危因素，可考虑术后辅助阴道近距离放疗；若存在 2 个高危因素，则强烈推荐行阴道近距离放疗；若同时存在年龄≥60 岁、深肌层浸润和淋巴脉管间隙浸润，则推荐术后行外照射放疗 ± 全身治疗。①对于ⅠA 期中高分化子宫内膜样癌（G1、G2），如无高危因素，建议术后观察随访，如有高危因素，则建议阴道近距离放疗；ⅠA 期低分化子宫内膜样癌，如有高危因素，建议行阴道近距离放疗，如无高危因素，建议行阴道近距离放疗或观察。②对于ⅠB 期中高分化子宫内膜样癌，如有高危因素，建议术后行阴道近距离放疗，如无高危因素，建议术后阴道近距离放疗或观察；对于ⅠB 期低分化子宫内膜样癌，无论是否有高危因素，均建议术后放疗（阴道近距离或外照射放疗） ± 全身治疗；ⅠB 期低分化子宫内膜癌，不考虑高危因素均建议术后辅助治疗。③Ⅱ期子宫内膜癌患者的术后处理需结合手术方式和组织分化。Ⅱ期子宫内膜样癌若行筋膜外全子宫切除，为中低分化子宫内膜样癌者，建议术后行阴道近距离放疗和（或）外照射放疗；如为低分化子宫内膜样癌，建议术后行外照射放疗±阴道近距离放疗±全身治疗。Ⅱ期低分化子宫内膜样癌如行广泛性全子宫切除术，如切缘及淋巴结阴性，可选择观察或术后辅助放疗，如切缘和（或）淋巴结阳性，处理同Ⅲ期子宫内膜样癌。④Ⅲ、Ⅳ期患者分期手术后的处理，只需按分期不需考虑组织分化程度。ⅢA～ⅣA术后建议行外照射放疗±阴道近距离放疗±全身治疗或全身治疗±阴道近距离放疗。ⅣB期子宫内膜样癌，建议术后行全身治疗±外照射治疗±阴道近距离放疗。该患者术后病理检查回报：部分腺体复杂性增生伴非典型增生，伴息肉形成（1.5cm×0.8cm×0.6cm），部分腺体呈筛状、实性异型增生，未侵及肌层、宫体下段，未见明确脉管内癌栓及神经侵犯，结合免疫组化结果，符合黏膜内癌（中分化子宫内膜样腺癌，范围约3.5cm×2.5cm×0.5cm，大于1/2宫腔面积），该患者年龄小于60岁，未侵及肌层、宫体下段，未见明确脉管内癌栓及神经侵犯，且为ⅠA期中分化子宫内样腺癌，故术后不需辅助治疗。

6. 不全手术分期后的治疗。不全手术分期指手术范围不足并可能存在高危因素，如深肌层浸润或宫颈侵犯等。处理方法如下：①ⅠA期、G1～G2级、肌层浸润小于50%、无淋巴脉管间隙浸润和肿瘤直径小于2cm者，术后可观察。②ⅠA期/G1～G2级（淋巴脉管间隙浸润或肿瘤直径≥2cm）、ⅠA期/G3级、ⅠB及Ⅱ期者，可选择先行影像学检查，若影像学检查结果阴性，则按照完全手术分期后相应方案治疗；若影像学检查结果为可疑或阳性，则对合适的患者进行再次手术分期或对转移病灶进行病理学确诊，也可直接选择再次手术分期，术后辅助治疗方案选择与上述完全手术分期后相同。

7. 靶向治疗。靶向治疗是目前肿瘤治疗的热点，在子宫内膜癌

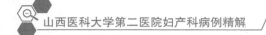
中也起到了越来越重要的作用，特别是对于晚期和复发病例。目前有大量靶向药物的开发研究，但大多数仍处在实验或临床试验阶段，尚未广泛应用于临床。大量临床研究表明，靶向治疗的联合使用可以提高疗效，故开发多靶点的靶向药物尤为重要。目前常见药物有赫赛丁、依维莫司、帕姆单抗。

## 病例点评

子宫内膜癌多见于绝经后妇女（70%），围绝经期女性占20%~25%，＜40岁妇女约占5%。其发病与肥胖、雌激素持续增高、遗传等因素相关。近年来子宫内膜癌具有年轻化的趋势。故在临床诊疗过程中，对于绝经后阴道流血、绝经过渡期月经紊乱及育龄期月经紊乱，均应排除子宫内膜癌后再按良性疾病处理。

询问病史时应重视以下高危因素：①肥胖、无卵性不孕、不育、延迟绝经（52岁以后绝经）；②代谢紊乱性疾病，如糖尿病，高血压；③与雌激素增高有关的妇科疾病：多囊卵巢综合征、卵巢颗粒细胞瘤、子宫内膜增生或不典型增生史和子宫肌瘤有不规则出血者；④有使用外源性雌激素治疗史者，特别是无孕激素对抗的雌激素替代治疗（estrogen replacement therapy，ERT），或长期使用他莫昔芬患者；⑤有癌家族史、多发癌及重复癌倾向者（乳腺癌、卵巢癌），Lynch Ⅱ综合征。遗传性非息肉结肠直肠癌（hereditary non-polyposis colorectal carcinoma，HNPCC）患者内膜癌发病危险为40%~60%。故对于具有以上高危因素的异常子宫出血患者应行分段诊刮术明确诊断，排除子宫内膜病变，并且积极干预治疗，降低子宫内膜癌的风险。

## 参考文献

1. 沈铿，马丁．妇产科学．3版．北京：人民卫生出版社，2015.

2. 谢幸，孔北华，段涛．妇产科学．9版．北京：人民卫生出版社，2018.

3. 马丁，沈铿，崔恒．常见妇科恶性肿瘤诊治指南．5版．北京：人民卫生出版社，2017.

4. 齐云平，曲坚．亚甲蓝和纳米炭对子宫内膜癌前哨淋巴结的识别价值．山东医药，2011，51（13）：21－23.

5. 王宝晨，刘乃富，王颖梅，等．前哨淋巴结活检技术在早期子宫内膜癌中应用的研究进展．中华妇产科杂志，2017，52（4）：282－285.

6. 谢玲玲，林荣春，林仲秋．2019 NCCN 子宫肿瘤临床实践指南（第1版）解读．中国实用妇科与产科杂志，2018，（12）：1372－1377.

（周建政）

# 021 宫颈鳞状细胞癌 IIA1 期合并盆腔异位肾 1 例

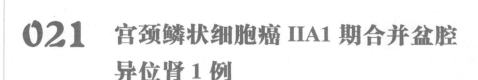

## 病历摘要

患者，女，54 岁。主因"接触性出血 2 个月"，于 2018 年 1 月 16 日来我院就诊。患者 1982 年曾因"腹痛原因待查"于当地医院行剖腹探查术，术中诊断为先天性异位肾。患者在外院行盆腔 CT 检查提示双肾同时显示，右侧肾盂、肾盏显影良好，左肾位置较低，于 L4-L5 腰椎层面显影，左肾肾大盏及肾小盏显影欠佳，双侧输尿管可见显示，膀胱未见异常。在我院门诊行 TCT 示 HSIL；HPV 分型检测为 16 型（＋）；行阴道镜检查并取宫颈活检证实系宫颈鳞状细胞癌。入院查体：一般状况良好。妇科查体：阴道穹隆变浅；宫颈可见外生菜花状组织，约 3cm×3cm 大小，接触性出血（＋），三合诊见宫旁无明显增厚，双侧骶主韧带未触及增厚。入院诊断：宫颈鳞状上皮癌 ⅡA1 期，盆腔异位肾。

为进一步明确盆腔异位肾功能及输尿管走形进行了静脉肾盂造影和肾图检查（图 18），静脉肾盂造影结果提示左肾位置异常，异位于盆腔，显影剂分布均匀，可见显影剂聚集高峰，峰时正常，峰值大致正常，集合系统及输尿管排泄通畅，肾内未见显影剂明显滞留；右肾大小、形态及位置正常，显影剂分布较均匀，肾皮质显影剂聚集排泄功能大致正常，随时间推移，肾盂处可见明显显影剂滞留，并

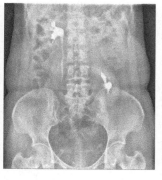

图 18 肾盂造影

笔记

缓慢部分排出，至显影结束，肾内仍有较多显影剂滞留。两侧肾小球滤过率（glomerular filtration rate，GFR）67.76ml/min，左肾GFR（前位像）31.58ml/min，右肾GFR（后位像）36.18ml/min。肾图结果提示左肾异位于盆腔，右肾积水，双侧肾脏血流灌注及功能大致正常。为进一步明确病灶是否转移，做了盆腔MRI检查，结果显示宫颈异常信号，考虑宫颈癌，MRI分期为ⅡA期。检测鳞状细胞癌抗原（squamous cell carcinoma，SCC）0.72ng/ml（参考值：<1.5ng/ml）。

患者入院后完善检查，根据患者全身情况及临床期别，拟行腹腔镜下广泛性子宫切除及盆腔淋巴结清扫术。考虑到术后如需放疗，盆腔异位肾的保护问题，是否术中将盆腔肾上移，于是术前请肾内科、泌尿外科医师会诊。鉴于泌尿科意见为该患者暂不具备上移条件，故在术前预行双侧输尿管DJ管置入，在置入过程中，左侧未成功置入，遂进行右侧输尿管DJ管置入术+左侧输尿管导管置入术，并顺利实施了腹腔镜下盆腔粘连松解术+广泛全子宫+双侧附件切除+盆腔淋巴结切除术，术中盆腔异位肾及同侧输尿管未受到影响。术后恢复良好。根据术后病理检查结果，病灶浸润宫颈深度>1/2且脉管侵犯，依据《妇科常见肿瘤诊治指南》需行术后盆腔放疗，并根据患者情况采用同步放化疗，推荐外照射，采用调强放疗技术，剂量为45～50Gy。因此患者术后追加放化疗，采用调强放疗。

## 病例分析

盆腔异位肾是本应正常上升的肾未成功上升引起的，这些患者通常无症状，且肾脏功能正常。盆腔肾位于骶骨前方，在大动脉分叉处下与淋巴结重叠。盆腔异位肾对于宫颈癌的治疗所带来的问题，涉及手术及放射治疗，对于临床治疗是个巨大的挑战。

手术作为宫颈癌的主要治疗方法之一，对于早期患者初始治疗可行广泛性子宫切除及盆腔淋巴结清扫，必要时腹主动脉旁淋巴结取样。文献报道对合并盆腔异位肾的早期宫颈癌的治疗，相对于放疗，手术是更好的治疗方式。本例为ⅡA1期，初始选择了手术治疗，但由于盆腔异位肾的阻挡，增加了手术的难度，且由于发育畸形，解剖不同于正常人，术中增加了损伤同侧输尿管的风险。术前或术中输尿管DJ管置入或输尿管导管置入术可有助于辨识从异位的肾脏发出的异位输尿管，尽可能较少或避免损伤输尿管。

因有证据显示，对于宫颈鳞状细胞癌放疗和手术效果等同，所以对于可选择手术或直接放射治疗的患者，手术和放射治疗该如何选择？正常位置的肾脏是位于宫颈癌放疗的标准放射野之外，而盆腔异位肾却是位于盆腔，存在放射后功能受损的危险，当盆腔放射剂量达到40～50Gy时可使肾脏功能受损，单侧肾脏照射还可导致高血压的发生，药物治疗常常是无效的，故可能需要行肾切除术，肾脏所能耐受的放疗剂量大约只有20Gy。对于必须加放疗的合并盆腔异位肾的患者，术中是否同时进行盆腔异位肾的上移？Rosenshein等报道1例29岁的宫颈癌ⅡB合并盆腔异位肾，术中将盆腔异位肾脏移出盆腔至左侧髂窝，并且固定在腰大肌上，将盆腔异位肾脏移出盆腔可使其免受射线的损伤。

手术中将肾脏移出盆腔的优点在于，如果患者术后有复发的危险因素或术后复发需要放疗时，射线不会影响到盆腔异位肾的功能，有利于肾脏功能的保护；缺点在于盆腔异位肾是由于肾脏在发育过程中上升停滞，滞留于盆腔，同侧输尿管较短，并多伴血管畸形，手术并发症多，手术较困难。此外，因上移盆腔肾同侧输尿管长度不足，国外少有报道采用回肠膀胱尿流改道手术，且并发症往往较多，包括3%～10%的吻合口瘘、2%～8%的狭窄发生率。Roth等报道1例宫颈癌ⅡB合并双侧盆腔异位肾，采用了此种术式，术后出现了左侧输尿管回肠吻合口瘘，二次手术进行了左肾切除。受盆腔异位肾的同侧输尿管和供血血管长度的限制，术中移位范围受限，可能不能满足异位肾移出盆腔的需要，加之肾脏移位的手术需要医院有一定的资质和技术，这些又使得此种手术的选择受到诸多限制。

此外，有报道22%～37%的异位肾患者中存在输尿管肾盂交界处（Ureteropelvic junction，UPJ）阻塞，可能这类患者手术中放置DJ管较正常位置肾脏患者困难。本例患者试行异位肾所在的左侧DJ管置入未获成功，最后置入输尿管导管，术中有利于辨清异位肾同侧输尿管走形，以免术中损伤。因此术前影像学检查应尽可能明确异位肾的位置、功能、同侧输尿管及血管分布情况，为术前制定手术计划提供依据。

如果条件不允许上移盆腔异位肾，术后的放疗该如何进行？如果用外照射（剂量45～50Gy）很容易超过盆腔异位肾所能耐受的剂量（估计20～28Gy，5年内有50%的患者存在出现并发症的风险）。合并盆腔肾的宫颈癌患者原则上不应接受外照射治疗，除非其治疗的唯一选择，并且选择前应确定该治疗对患者是否会带来利益是非常重要的。

随着放疗技术的发展，调强适形放疗已凸显了优势，可能有望解决这一问题。调强放射治疗是一种有效的使盆腔肾在可接受的照射剂量体积约束下不影响目标的技术。有文献报道，对于必须放疗的合并盆腔异位肾的ⅡA以上的宫颈癌患者，调强适形放疗可给予原发病灶处和淋巴结以足够的放疗剂量，而同时避免盆腔异位肾接受到过量的放疗剂量。本例根据术后病理检查结果，决定需加放射治疗，选择调强放疗可解决保护盆腔异位肾的问题。但即使有了这些新的放疗技术，是否盆腔淋巴结将接受计算得到的剂量和是否盆腔肾不会受到任何散射辐射影响，这些仍是不清楚的。

如果不能实施肾脏移出盆腔，也有文献报道，根治性手术辅以化疗可能也是一种选择，这个方法可以避免一个未进行移位的功能正常的异位肾被切除，建议在治疗前行 PET-CT 明确转移灶。

## 病例点评

盆腔异位肾的发病率为 1/3000～1/2000，我国宫颈癌的发病率为 9.6/10 万，国内外报道均较少。宫颈癌合并盆腔异位肾虽然罕见，但由于盆腔异位肾的存在往往使治疗面临困境。①增加了此类患者的手术难度，从解剖学的角度，由于盆腔异位肾的存在，清扫盆腔淋巴结更加困难，也增加了术中损伤同侧输尿管的风险。②该类患者如需放射治疗，可能会伤及盆腔异位肾。因此，对于这些患者治疗方式的选择，手术和放疗孰优孰劣、放射治疗如何选择是临床治疗中不容回避的难题。

因此，需要妇科肿瘤、泌尿科、放疗科、影像学等多学科医师通力协作为患者制定适宜的治疗计划。需要注意：①在治疗开始之前如果不做泌尿系的检查，如泌尿系 CDFI、CT、静脉肾盂造影等，可能会使临床医师忽略盆腔异位肾的存在；②治疗前明确异位肾的位置、功能，同侧输尿管及血管分布情况，可为制定手术和（或）放化疗计划提供参考；③对合并盆腔异位肾的早期宫颈癌的治疗，相对于放疗，手术可能是更好的治疗方式；④对于晚期宫颈癌，采用放疗是必要的，更好的尝试是使用调强适形放射治疗，避免损伤盆腔异位肾。

（王志莲　刘二袅　郝敏）

# 022 卵巢生殖细胞肿瘤1例

## 病历摘要

患者，女，30岁，已婚，育有1女。因"自扪及下腹部肿块伴下腹憋胀20天"就诊妇产科。患者无月经改变，无腹痛、发热。妇科查体：子宫大小正常，子宫右上方可触及约12cm×10cm大小囊实性肿块，活动欠佳，压痛可疑，左侧附件区未触及明显异常。我院妇科CDFI示宫体53.3mm×40.0mm×35.9mm大小，形态规则，切面回声均匀；子宫内膜厚9.1mm；宫颈30.6mm×24.3mm；LOV 32.4mm×17.6mm；子宫上方可见120.3mm×177.5mm×89.9mm囊实性回声区，形态欠规则，可见包膜，囊性部分内伴多条分隔，实性区呈不均质低回声，内可见散在不规则无回声区，实性区内可见散在血流信号，提示子宫上方囊实性回声区（右卵巢肿瘤可疑）。化验多肿瘤标志物：CA199 145.55kU/L，AFP 344.09mg/ml，CA125 42.09kU/L，CA242 85.75kU/L。入院后完善检查，剖腹探查见淡黄色腹水约100ml，大网膜部分充血、僵硬，右侧卵巢实性增大，约20cm×20cm×15cm大小，表面凹凸不平，质硬，左侧卵巢外观未见明显异常，探查盆腹腔脏器、腹膜及盆腔淋巴结无明显异常，行右侧附件切除术＋盆腔多点活检＋大网膜部分切除术。术中冰冻病理检查回报：右侧附件生殖细胞来源肿瘤，其内大量脑组织间可见多量原始神经管结构，考虑未成熟性畸胎瘤，待石蜡多取材确诊。术后病理检查回报：右侧卵巢畸胎瘤，其内大量脑组织、胶质细胞增生，其间可见多量原始神经管结构，大、小脑结构，未成熟间叶组织，考虑未成熟畸胎瘤3级；（盆底腹膜）送检纤维脂肪组织可见异位的子宫内膜腺体及陈旧性出血，考虑子宫内膜异位灶；（左侧壁腹膜、右结肠沟旁腹膜）送检纤维脂肪组织少量炎细胞浸润，未见肿瘤；（大网膜）送检网膜组织少量炎细胞浸润，未见肿瘤。术后诊断：右侧卵巢未成熟型畸胎瘤3级。术后给予3次"博来霉素+依托泊苷+顺铂（bleomycin-etoposide-cisplatin，BEP）方案"化疗，化疗过程较顺利，化疗过程及化疗结束后严密监测化疗不良反应，监测多肿瘤标志物恢复至正常，患者恢复好，出院后定期随访，至今未复发。

## 病例分析

　　未成熟畸胎瘤是卵巢生殖细胞肿瘤中畸胎瘤的一种，属恶性肿瘤，占卵巢畸胎瘤的1%～3%。多发生于年轻女性，病程发展快，常为单侧卵巢发病，双侧卵巢发病率无明显差异，即使复发也很少累及对侧卵巢和子宫。对化疗敏感，肿瘤多为实性，可有囊性区域。含2～3胚层，肿瘤由分化程度不同的未成熟胚胎组织构成，主要为原始神经组织。肿瘤的恶性程度根据未成熟组织所占比例、分化程度及神经上皮含量而定。该肿瘤的复发及转移率均高，但复发后再次手术可见未成熟肿瘤组织具有向成熟转化的特点，即恶性程度的逆转现象，这是其独有的特征。

　　未成熟畸胎瘤病因不明，临床表现常见腹部肿块、腹胀、腹痛，部分患者可因肿块破裂、扭转呈急腹症表现，少数患者伴有恶心、呕吐及腹泻等消化道症状，个别患者可在妊娠期发病。腹腔种植发生率高，60%的患者有腹腔积液，腹腔积液消耗体质，使体重减轻。大部分患者的月经及生育功能正常。本病转移率高，为32%～58%。转移方式为沿腹膜扩散，常见的转移部位有盆腔及腹腔腹膜、大网膜、肝表面、横膈、肠及肠系膜等，转移灶大多数为表面种植，淋巴结转移并不少见。影像学检查包括妇科超声检查、CT、MRI等，其中超声为首选，能为卵巢未成熟畸胎瘤的鉴别诊断提供一定的价值。CT诊断卵巢未成熟畸胎瘤较为直观，诊断率高，明显优于MRI。实验室检查包括肿瘤标志物CA125、CA199、AFP、CEA、NSE，部分患者可显示一项或几项升高。CA125对卵巢未成熟畸胎瘤的灵敏度较高；AFP的特异性较高，可达100%，但灵敏度较低，联合检测较单一指标明显提高了诊断的灵敏度，但特异性有所下降，另有相关文献报道联合检测CA125与AFP在鉴别卵巢成熟与未成熟畸胎瘤时具有重要意义，若两者同时升高，则应高度怀疑未成熟畸胎瘤，但其是否可做为卵巢未成熟畸胎瘤诊断和预后的独立指标仍需进行大样本前瞻性的研究。目前有研究认为，对于肿块血清CA199水平升高可能提示卵巢畸胎瘤的存在，而CEA和NSE检出率普遍不高，其意义尚待进一步研究。根据发病年龄、腹部肿块、病程发展快等特点，结合辅助检查，不难作出诊断，确诊依靠病理形态学及免疫组织学。

由于绝大部分未成熟畸胎瘤患者是希望生育的年轻女性，常为单侧肿瘤发病，即使复发也很少累及对侧卵巢和子宫，更为重要的是卵巢恶性生殖细胞肿瘤对化疗十分敏感。因此，手术的基本原则是无论期别早晚，只要对侧卵巢和子宫未受肿瘤累及，均应行保留生育功能的手术，即仅切除患侧附件，同时行全面分期探查术。术后应规范化疗3~4疗程（I期无性细胞瘤和I期G1的未成熟畸胎瘤除外）。常用化疗方案有BEP方案，具体为：博来霉素15mg/m²，第2日，每周1次；依托泊苷100mg/（m² · d），5天；顺铂20mg/（m² · d）×5d，疗程间隔3周。有肿瘤标志物升高的患者，化疗应持续至肿瘤标志物降至正常后2个疗程。化疗前或化疗期间使用GnRH-a药物能有效保护卵巢功能，且不良反应小。对于复发的卵巢生殖细胞肿瘤仍主张

笔记

积极手术，再辅以有效的联合化疗。

化疗常见的不良反应：①骨髓抑制，化疗药物以抑制白细胞为主，伴血小板相应下降，也常有贫血发生。②消化道反应，食欲缺乏、恶心、呕吐为常见的不良反应，可分为急性、延迟性、预期性、爆发性及难治性；口腔溃疡、胃黏膜病变、肝脏损害；③肾脏损害。④心脏毒性。⑤肺毒性，博来霉素的累积量 >500mg 时易发生肺毒性，目前尚无控制肺毒性的有效措施，只有在化疗期间，密切监测症状体征、肺功能检查和肺部影像，以期早期发现肺损害并及时停药。因此，博来霉素单次剂量不可超过 30mg，终生累积剂量为 240mg/m² 或总量 360mg。⑥神经毒性包括周围性与中枢性；⑦皮肤毒性。⑧过敏性反应。故在化疗过程中应给予对症治疗，及时复查血常规、肝肾功、多肿瘤标志物等。未成熟畸胎瘤易于复发，应长期予以随访和监测肿瘤标志物、CT、超声、PET 及盆腔检查。近年来，由于找到了有效的化疗药物，未成熟畸胎瘤的预后大大提高。

该患者可自扪及下腹部肿块，伴下腹憋胀，结合查体、妇科CDFI、多肿瘤标志物，术前诊断较明确，结合术后病理检查，可确诊为未成熟畸胎瘤 3 级。给予规范手术 + 化疗，化疗采取 BEP 方案 3 个疗程，取得良好疗效，化疗过程中密切观察患者症状体征，及时复查血常规、肝肾功、多肿瘤标志物等，并重视肺功能检查和肺部影像检查，无明显不良反应。患者第一次化疗结束后监测多个肿瘤标志物恢复至正常，之后复查均在正常范围。

## 病例点评

卵巢生殖细胞肿瘤是卵巢肿瘤的一种，发病率仅次于上皮性肿瘤，好发于青少年及儿童，青春期前生殖细胞瘤的发生率高达60%～90%。绝经期后仅占4%。仅成熟畸胎瘤为良性，其他类型均属恶性。未成熟畸胎瘤多发生于青少年，为单侧实性肿瘤，体积较大，表面呈结节状，切面似脑组织，质腐脆。肿瘤由3个胚层衍化的胚胎性组织构成，未成熟组织主要为原始神经组织，偶含成熟组织，如骨、毛发及皮脂等。转移及复发率均高，但复发后再次手术时，肿瘤组织有自未成熟畸胎瘤向成熟畸胎瘤转化的特点，即恶性程度的逆转现象。5年存活率约20%，近年提高至90%。

　　卵巢未成熟畸胎瘤术前与成熟畸胎瘤不易鉴别，且两者在治疗方法上大相径庭，故临床医师在术前应充分评估，重视辅助检查结果的判读。CA125是临床上广泛运用的卵巢肿瘤标志物，在鉴别诊断盆腔肿块，病情进展及预后中有重要价值；甲胎蛋白与卵巢生殖细胞肿瘤有密切关系，是畸胎瘤的常用检测指标，特别是在卵巢恶性生殖细胞肿瘤的诊断及监视中有较高价值；妇科CDFI对于盆腔肿块的检测有重要意义，可描述肿块大小、部位、质地等，良恶性的判定依经验而定，可达80%～90%，也可显示腹水，能测定肿瘤及新生组织血液变化，有助诊断；盆腔或（和）腹部CT及MRI对判断卵巢周围脏器的浸润、有无淋巴结转移，有无肝脾转移和确定手术方式有参考价值；胸部、腹部X线摄片对判断有无胸腔积液、肺转移和肠梗阻有诊断价值，必要时可行纤维结肠镜、胃镜提供是否有卵巢癌转移或胃肠道原发性癌瘤的证据。

　　未成熟畸胎瘤早期常无症状，因此女性应定期体检，做到早期发现、早期治疗，未成熟畸胎瘤好发于年轻女性，手术治疗原则上应尽量保留生育功能。术后根据病理检查结果决定下一步治疗方案，如需化疗，则需严密监测和尽量减少化疗不良反应，监测肿瘤标志物变化情况。为减少化疗对卵巢功能的损害，保护女性生育力，也可在化疗前进行胚胎冷冻、卵母细胞冻存、卵巢组织冻存等技术。胚胎冷冻的发展已超过 30 年，目前胚胎玻璃化冷冻后复苏、移植的有效性与新鲜胚胎相当，但胚胎冷冻需要提供精子。卵子冻存是国际上应用最广泛的技术，但需要超促排卵，对于恶性肿瘤患者，放化疗至少需要延迟 10～12 天，且患者必须是青春期后的育龄期女性。卵巢组织冻存移植技术不仅可以恢复生育能力，还可以恢复卵巢的内分泌功能。

## 参考文献

1. 谢幸，孔北华，段涛．妇产科学（第 9 版）．北京：人民卫生出版社，2018.
2. 石一复，郝敏．卵巢疾病．北京：人民军医出版社，2015.
3. 阮祥燕．卵巢组织冻存与移植专家共识．中国临床医生杂志，2018，46（4）：496－500.

（王静芳）

# 023 卵巢性索间质肿瘤1例

## 病历摘要

患者，女，59岁。主因"绝经后阴道流血5月余，下腹部憋胀1月余"入院，妇科 CDFI 示宫体右侧可见约 34.3mm×23.8mm 实性低回声区，浆膜下子宫肌瘤？右卵巢性索间质肿瘤不除外。入院查体：生命体征未见异常。妇科查体：右附件区可及一大小约 5cm×4cm 实性肿块，质硬，活动差，压痛（－）。初步诊断：右附件区肿块性质待查，浆膜下子宫肌瘤？右侧卵巢性索间质肿瘤？子宫内膜增厚原因待查，子宫内膜息肉？入院化验性激素：雌二醇370pmol/L；行宫腔镜检查＋分段诊刮术，分段诊刮术病理检查提示子宫内膜单纯性增生，胃镜、肠镜、乳腺超声未见明显异常。检查完善后行经腹全子宫＋双侧附件切除术＋盆腔粘连松解术，术中快速冰冻病理检查示右侧卵巢卵泡膜纤维瘤，石蜡病理检查示右侧卵巢梭形细胞肿瘤，局部胶原增多—性索间质肿瘤，结合免疫组化及特染结果，符合卵泡膜纤维瘤（以纤维成分为主）。最后诊断：右侧卵巢卵泡膜纤维瘤。患者术后恢复好，8天出院。

## 病例分析

卵巢性索－间质肿瘤（ovarian sex cord-stromal tumors）是一组具有异质性的良性或恶性肿瘤，起源于正常情况下能产生卵母细胞周围细胞的分裂细胞群，约占全部卵巢肿瘤的10%，占卵巢恶性肿瘤的5%~8%。在组织病理学上，卵巢性索－间质肿瘤被分为四大

笔记

类：颗粒－间质细胞肿瘤、支持－间质细胞肿瘤、混合型或未分类的性索－间质肿瘤，以及类固醇细胞肿瘤。

卵巢卵泡膜细胞瘤是临床较为少见的性索间质肿瘤，占卵巢肿瘤的0.5%～1.0%。好发于围绝经期和绝经后患者，很少发生在初潮前。根据女性性索间质细胞分类，将之分为粒层细胞瘤、卵泡膜细胞瘤和纤维瘤，也可有两种以上组织成分并存的情况，混合构成粒层卵泡膜细胞瘤或卵泡膜纤维瘤等。

卵泡膜细胞瘤是功能性卵巢肿瘤，因为缺乏特征性主诉和体征，影像学等辅助检查对于诊断该疾病价值不大，CA125不能作为特异性肿瘤标志物，因此术前不容易与其他卵巢肿瘤鉴别。卵泡膜细胞瘤常因其能分泌雌激素而具有内分泌功能，可能出现绝经后阴道流血或月经紊乱，可能合并子宫内膜病变。部分可合并胸腹水及CA125升高，需要与上皮性卵巢癌鉴别，或因瘤体质实误诊为子宫肌瘤。绝大多数卵泡膜细胞瘤完整切除后不易复发，但应警惕合并子宫内膜癌和低度恶性颗粒卵泡膜细胞瘤的特殊情况。

目前手术是卵泡膜细胞瘤的首选治疗方式，术式选择取决于患者的年龄、生育状况、肿瘤的病理类型和是否合并子宫病变。有生育要求者可行单纯肿瘤切除或患侧附件切除；绝经前无生育要求者原则上采用卵巢肿瘤剥除术或患侧附件切除；绝经后患者为避免子宫内膜癌等继发病变可行全子宫加双附件切除术；高龄或体弱者可酌情采用创伤较小的患侧附件切除术。最终确诊及术后补充治疗需病理诊断。

恶性性索间质肿瘤较为少见，主要包括颗粒细胞瘤和间质细胞瘤，多数患者预后良好。ⅠA期或ⅠC期性索间质肿瘤有生育要求的患者可接受保留生育的手术治疗，其他患者均应接受全面的分期手术。低风险Ⅰ期肿瘤患者术后可行观察，但高危Ⅰ期肿瘤（肿瘤破裂，ⅠC期，低分化肿瘤和肿瘤大小＞10cm）患者，建议术后包括观察或铂类为主的化疗（均为2B类证据）。Ⅱ～Ⅳ期肿瘤患者，建议术后行以铂类为主的化疗（2B类），指南推荐的首选方案为博来霉素/依托泊苷/顺铂或紫杉醇/卡铂。

因颗粒细胞瘤有远期复发的特点，建议长期随访。复发的Ⅱ～Ⅳ期肿瘤患者，根据指南推荐，如有手术指征，建议行再次肿瘤细胞减灭术。化疗方案可选择：多烯紫杉醇、紫杉醇、紫杉醇＋异环磷酰胺、紫杉醇＋卡铂和VAC。单药贝伐单抗或芳香酶抑制剂，亮丙瑞林和他莫昔芬激素治疗也是复发性颗粒细胞瘤患者的一种选择。部分复发患者可从局部姑息放射治疗中获益。

## 病例点评

卵巢纤维瘤及纤维卵泡膜细胞瘤为卵巢性索间质肿瘤，通常为良性肿瘤，多见于围绝经期和绝经后妇女，且卵泡膜细胞瘤为具有内分泌功能的卵巢实性肿瘤，因能分泌雌激素，具有女性化作用，早期肿瘤较小，多无症状，常在妇科检查时偶然发现。肿瘤增至中等大小时，自感腹胀或腹部扪及肿块，边界清楚。妇科检查时在子宫一侧或双侧触及球形肿块，多为囊性，表面光滑，活动与子宫无粘连，如果肿瘤长大充满盆腔、腹腔即出现压迫症状，如尿频、便秘、气急、心悸等。肿瘤较大患者腹部膨隆，肿块活动度大，叩诊呈实音，无移动性浊音。

组织病理学是诊断卵巢肿瘤的标准，临床表现及相关的辅助检查有助于诊断。通常超声能检测肿块的部位、大小、形态，能提示肿瘤的性质，鉴别卵巢肿瘤、腹水和结核性包裹性积液，超声检查的临床符合率＞90%。性激素检查，颗粒细胞瘤、卵泡膜细胞瘤可产生较高水平雌激素。腹腔镜检查可直接观察肿瘤状况，对盆腔、腹腔及横膈部位进行检查，并可在可疑部位进行多点活检，并抽吸腹腔液进行细胞学检查。卵巢良性肿瘤可与卵巢瘤样病变、输卵管系膜囊肿、子宫肌瘤、妊娠子宫及腹水进行鉴别。

治疗：一经发现卵巢肿瘤，应立即行手术治疗。手术目的：①明确诊断；②切除肿瘤；③恶性肿瘤进行手术 - 病理分期。术中不能明确肿瘤性质者，应将切下的卵巢组织进行快速冰冻组织病理学检查明确诊断。术后应根据卵巢肿瘤性质、组织学类型、手术病理分期等因素来决定是否进行辅助治疗。对于良性的性索间质肿瘤、年轻妇女患单侧肿瘤，应行卵巢肿瘤剥除术或患侧附件切除术；双侧肿瘤争取行卵巢肿瘤剥除术；围绝经期妇女可行全子宫双附件切除术。

## 参考文献

1. 刘继红，朱笕青. 卵巢恶性肿瘤诊断与治疗指南（第 4 版）. 中国实用妇科与产科杂志，2018，34（7）：739 - 749.

2. 王宝晨，王颖梅，薛凤霞. 恶性卵巢性索间质肿瘤治疗进展. 中国实用妇科与产科杂志，2015，31（11）：1040 - 1043.

3. 曹冬焱，杨旎. 恶性卵巢性索 - 间质肿瘤的辅助治疗. 中国实用妇科与产科杂志，2017，33（4）：364 - 367.

4. Robert J. Kurman Maria Luisa Carcangiu, C. Simon Herrington, Robert H. Young, (Eds. )：WHO Classification of Tumours of Female Reproductive Organs. IARC：Lyon，2014.

（平毅）

# 024. 葡萄胎 1 例

## 病历摘要

患者，女，48 岁，$G_6P_4$。主因"停经 97 天，超声发现宫腔内不均质回声区 2 天"入院。平素月经不规律，4 天/1～4 月，量中，痛经（－），末次月经 2018 年 6 月 8 日。同年 8 月 10 日出现恶心、干呕至今，无头晕、乏力，无咳嗽、咳痰，无腹痛、腹胀，无排尿及排便异常，未在意。2018 年 9 月初自扪及下腹部肿块，无压痛，无发热、腹胀。遂于 9 月 11 日就诊于我院门诊，行妇科 CDFI 示宫腔内不均质回声区（葡萄胎可疑），化验血 β-HCG：264800mIU/ml，考虑葡萄胎，建议住院治疗，遂入我科。人工流产 2 次，自然分娩 2 子 2 女。查体：体温 36.2℃，脉搏 72 次/分，呼吸 20 次/分，血压 107/83mmHg；双肺呼吸音清，未闻及干湿性啰音；心律齐，心脏各瓣膜听诊区未闻及病理性杂音；腹软，全腹未及压痛、反跳痛及肌紧张，肠鸣音 4 次/分。妇科查体：外阴婚产型；阴道畅；宫颈肥大；宫体前位，增大如孕 5 月子宫大小，质中，压痛（－）；双侧附件区未及明显异常。辅助检查：妇科 CDFI（2018 年 9 月 11 日我院）示子宫前位，宫体 137.9mm × 124.9mm × 72.9mm，形态规则，切面回声不均匀；前壁壁间可见约 13.0mm × 8.8mm 大小低回声结节；底前壁间突向浆膜可见 29.6mm × 20.9mm 低回声结节；宫腔内可见约 145.6mm × 47.9mm 大小不均质回声区，内呈蜂窝状，周边可见散在血流信号；宫颈 48.8mm × 31.4mm；LOV 22.2mm × 10.5mm；ROV 34.1mm × 24.6mm；直膨窝（－），双髂窝（－）；TAS-CDFI 示子宫肌层可见散在血流信号。超声提示①子宫肌瘤；

111

②宫腔内不均质回声区（葡萄胎可疑）。胸部 CT 示左肺上叶及右肺下叶多发小结节影。入院诊断：葡萄胎？子宫肌瘤（早期）。

入院后完善相关检查，分别于 2018 年 9 月 17 日、9 月 25 日行清宫术，术后给予预防感染等对症支持治疗。病理检查结果：（宫腔刮出物）送检多量绒毛组织，绒毛间质水肿，局灶"水湖"形成，滋养叶细胞轻度增生；（近宫壁刮出物）送检多量绒毛组织，绒毛间质水肿，局灶"水湖"形成，滋养叶细胞轻度增生。综上，结合免疫组化结果，考虑完全性葡萄胎，建议做 STR 基因检测进一步诊断。免疫组化结果：P57 线毛间质及细胞滋养叶细胞（−），Ki-67（部分＋）。第 2 次清宫病理检查：（宫腔清出物）送检出血坏死组织内可见退变蜕膜组织，其间可见零散少量子宫内膜，呈分泌期改变，未见明显绒毛。血 β-HCG 值变化见表 2，患者逐渐好转，于 2018 年 9 月 27 日出院。

表 2　血 β-HCG 值变化

| 日期 | 2018 年 | | |
| --- | --- | --- | --- |
| | 9 月 14 日 | 9 月 18 日 | 9 月 26 日 |
| β-HCG | 1 058 035 | 248 373 | 11 378 |

## 病例分析

葡萄胎可分为完全性葡萄胎和部分性葡萄胎两类。因妊娠后胎盘绒毛滋养细胞增生、间质水肿，而形成大小不一的水泡，水泡间借蒂相连成串，因形如葡萄而得名，也称水泡状胎块。其为良性疾病，但部分可发展为妊娠滋养细胞肿瘤。完全性葡萄胎的典型症状为停经后阴道流血，子宫异常增大、变软，妊娠样呕吐，子痫前期征象，甲状腺功能亢进，腹痛，卵巢黄素化囊肿。

葡萄胎的辅助检查：①B超。完全性葡萄胎的典型超声图像为子宫大于相应孕周，无妊娠囊或胎心搏动，宫腔内充满不均质密集状或短条状回声，呈"落雪状"，水泡较大时则呈"蜂窝状"。常可测到双侧或一侧卵巢囊肿。CDFI检查可见子宫动脉血流丰富，但子宫肌层内无血流或仅有稀疏血流信号。②HCG测定：葡萄胎血清HCG滴度常明显高于正常孕周的对应值，而且在停经8~10周以后继续持续上升。约45%的完全性葡萄胎患者的血清HCG水平在100 000，最高可达240万U/L，大于8万U/L即支持诊断。③DNA倍体分析。完全性葡萄胎的染色体核型为二倍体，部分性葡萄胎为三倍体。④印迹基因检测。部分性葡萄胎拥有双亲染色体，所以表达父源印迹、母源表达的印迹基因，而完全性葡萄胎无母源染色体，故不表达该类基因。因此检测母源表达印迹基因可区别完全性和部分性葡萄胎。⑤其他检查。如X线胸片、血细胞和血小板计数，肝肾功能等。常需与流产、双胎妊娠鉴别。结合患者症状、体征及辅助检查即可明确诊断。

葡萄胎诊断一经确立，应及时清宫。一般选用吸刮术，其具有手术时间短、出血少、不易发生子宫穿孔等优点。葡萄胎清宫应在备血、开放液路的条件下由有经验的妇产科医师操作，可在术中应用缩宫素静脉滴注以减少出血。组织学检查是葡萄胎的最终诊断依据，所以葡萄胎每次刮宫的刮出物，都必须送组织学检查。囊肿在葡萄胎清宫后会自行消退，一般不需处理。若发生急性扭转，可在B超或腹腔镜下作穿刺吸液，囊肿也多自然复位；若扭转时间较长发生坏死，则需做患侧附件切除术。

葡萄胎患者清宫后必须定期随访，以期尽早发现滋养细胞肿瘤并及时处理。随访包括以下内容：

①定期进行血 HCG 测定。葡萄胎清宫术后每周 1 次，直至连续 3 次阴性，以后每个月 1 次，共计 6 个月，然后再每 2 个月 1 次，共 6 个月，自第 1 次阴性后共计检测 1 年。②询问病史。包括月经状况，有无阴道流血、咳嗽、咯血等症状。③妇科检查。必要时可选择行 B 超、X 线胸片或 CT 检查。葡萄胎患者随访期间应可靠避孕。血 HCG 成对数下降者阴性后 6 个月可以妊娠，但对于 HCG 下降缓慢者，应延长避孕时间。

## 病例点评

该患者为中年未绝经女性，停经 97 天，伴早孕反应，妇科检查时子宫如孕 5 月子宫大小，明显超过停经月份，B 超提示宫腔内不均质回声区（葡萄胎可疑），血 β-HCG 较高，为 1 058 035mIU/ml，考虑葡萄胎。葡萄胎诊断一经确立，应及时清宫，所以该患者在完善相关检查后于 2018 年 9 月 17 日行清宫术，术后病理检查考虑完全性葡萄胎。但 1 次清宫术不能完全清除的葡萄胎占 25%，且患者术前子宫增大如孕 5 月大小，术后 B 超显示宫腔内不均质回声区，因此有再次清宫的必要。于是 2018 年 9 月 25 日予患者行第 2 次清宫术，清宫病理检查结果：（宫腔清出物）送检出血坏死组织内可见退变蜕膜组织，其间可见零散少量子宫内膜，呈分泌期改变，未见明显绒毛。

本例患者诊断为完全性葡萄胎，葡萄胎的高危因素有：①血 HCG > 100 000U/L；②子宫明显大于相应孕周；③卵巢黄素化囊肿直径 > 6cm。该患者具有以上前两条高危因素，且年龄 > 40 岁，符合高危葡萄胎。目前研究表明，预防性化疗可降低高危葡萄胎发生妊娠滋养细胞肿瘤的概率，故可行预防性化疗，但为非常规使用，需与患者沟通后使用。重要的是清宫后必须严密随访，有效避孕，以便尽早发现滋养细胞肿瘤并及时处理。

## 参考文献

1. 谢幸，孔北华，段涛. 妇产科学.（第9版）. 北京：人民卫生出版社，2018.

2. 朱莉，鲁红. 阴道超声诊断葡萄胎的价值分析及临床相关作用. 影像研究与医学应用，2018，2（18）：147 – 148.

3. 阿依江·努尔兰，王琳. 妊娠滋养细胞疾病相关危险因素的研究进展. 世界最新医学信息文摘，2018，18（72）：149 – 150.

4. 向阳，周琦，吴小华，等. 妊娠滋养细胞疾病诊断与治疗指南（第4版）. 中国实用妇科与产科杂志，2018，34（9）：994 – 1001.

5. 卢珍珍，李爱军，白晶. 妊娠滋养细胞肿瘤的诊治及进展. 实用妇科内分泌杂志（电子版），2018，5（4）：8 – 11.

6. 秦佳乐，王双燕，吕卫国. 超声在葡萄胎病变中的应用价值分析. 临床超声医学杂志，2018，20（1）：41 – 43.

（王李娜）

# 025　胎盘部位滋养细胞肿瘤 1 例

## 病历摘要

　　患者，女，31 岁，$G_3P_2$（2011 年人工流产 1 次，2009 年、2013 年自然分娩 2 次），体健。主因"停经 1 年余，发现血 HCG 升高 6 月余"于 2015 年 11 月 16 日入院。既往月经规律，末次月经 2014 年 3 月 26 日。停经 1 个月反复测尿妊娠试验为阴性，后未予诊疗。2015 年 5 月 4 日就诊于当地医院测 HCG 为 103mIU/ml，妇科超声示宫体回声欠均匀，子宫内膜回声异常，双卵巢多囊状，遂行宫腔镜检查，示子宫内膜息肉，宫腔粘连，胚胎停育。病理检查回报：分泌期子宫内膜，退变蜕膜组织，未见绒毛。同年 7 月 21 日口服达英 –35，1 片/日，共用 21 天，停药后月经未来潮。2015 年 8 月反复复查 HCG 在 161 ~ 186mIU/ml，考虑异位妊娠建议上级医院就诊。患者无下腹痛、阴道流血，无发热、恶心、呕吐，无咳嗽、咳痰及咯血等不适。2015 年 8 月 28 日就诊于当地三甲医院，行妇科超声示子宫左侧角部外突囊实性结构（间质部妊娠），HCG 为 95mIU/ml，同年 9 月 11 日再次复查超声示左底部结构性质待查，肌瘤？间质部妊娠？异位妊娠不除外。HCG 为 683.35mIU/ml，β-HCG 为 257.42mIU/ml，给予口服桂枝茯苓丸中药保守治疗 1 个月，定期监测血 β-HCG 三次检测结果为：315.17mIU/ml、209.64mIU/ml、176.3mIU/ml，下降不明显，考虑异位妊娠。于 2015 年 10 月 31 日肌肉注射 MTX 72mg 杀胚治疗，复查血 HCG 下降不满意，11 月 6 日行宫腔镜检查及诊刮术，未刮出组织，建议子宫全切，患者拒绝。2015 年 11 月 11 日于我院行妇科超声提示左宫底部突出于浆膜外不均质回声区（滋养细胞疾病？），左附件区囊性回声区，考虑异位妊娠？妊娠滋养细胞肿瘤？于 2015 年 11 月 16 日入院治疗。既往史：2010 年于某三甲医院因腹水行腹腔镜探查术，诊断为结核性腹膜炎（具体不详）。

入院妇科查体：外阴婚产型；阴道畅，未见紫蓝色结节；宫颈肥大；宫体前位，正常大小，饱满，无压痛；左附件区增厚，无压痛，右附件区未触及明显异常。入院后完善检查并复查妇科超声（图 19）、盆腔 MRI、血 β-HCG 为 217.94mIU/ml，全科讨论，会诊病理切片。

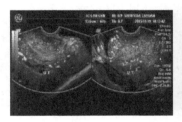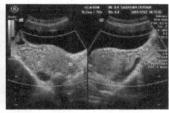

图 19　入院后妇科超声

妇科超声（我院）：子宫前位，子宫 92.6mm × 70.5mm × 50.3mm，宫体 67.7mm × 70.5mm × 50.3mm，形态规则，切面回声不均匀；左宫底部突出浆膜层外可见约 78.5mm × 44.4mm 不均质回声区，部分区域呈囊性，大小约 56.6mm × 18.6mm，内伴密集光点，内回声较疏松，内部可见较丰富血流信号，其周边未见明显浆膜层回声；子宫内膜厚 3.9mm；LOV 23.9mm × 15.8mm，ROV 25.0mm × 16.7mm；直肠窝（-），双髂窝（-）。超声提示闭经 1 年，左宫底部突出于浆膜层外不均质回声区（滋养细胞疾病？）。

会诊病理切片（山西医科大学病理学教研室）：单核滋养细胞弥漫-致密增生，呈实性片状或条索状排列，广泛侵入肌束间，但不破坏肌细胞，不引起肌细胞凝固性坏死，偶见多核细胞，绒毛缺如，初步考虑胎盘部位滋养细胞肿瘤，建议做免疫组化［人胎盘催乳素（human placenta lactogen，HPL）、HCG、抑制素-α（inhibin-α）、Ki-67]。

免疫组化结果（山西高科技医学检测中心）回报：HPL 弥漫性分布的多数细胞（＋）、HCG 极少数细胞（＋）？Ki-67（10%＋），结合苏木精-伊红染色法（hematoxylin-eosin staining，HE）切片所见符合胎盘部位滋养细胞肿瘤。（山西医科大学第二医院）：（宫腔）送检平滑肌壁肌束间可见弥漫一致单核上皮样中间型滋养细胞呈实性片巢状浸润，偶见多核细胞，核分裂象罕见，未见明显坏死及浸润血管现象，结合原单位免疫组化及补做免疫组化结果，符合中间型滋养细胞肿瘤，倾向于上皮样滋养细胞肿瘤（epithelioid trophoblastic tumor，ETT），待大体标本进一步诊断。原单位免疫组化结果为HPL（灶状＋）、HCG（灶状＋）、Ki-67（10%＋）、inhibin（灶状＋）。（解放军总医院）：（宫腔）考虑为上皮滋养细胞肿瘤，肿瘤组织在平滑肌组织中呈浸润性生长。术前诊断为：中间型滋养细胞肿瘤，上皮样滋养细胞肿瘤？胎盘部位滋养细胞肿瘤？结核性腹膜炎。

与患者及家属反复沟通后，患者及家属要求行全子宫切除术，遂于 2015 年 12 月 5 日行全子宫＋双侧输卵管切除术。术中见子宫正常大小，表面光滑，子宫左底部局限性隆起约 7cm×5cm 囊实性肿块，囊性部分肌层缺失，仅子宫浆膜层覆盖，内含淡血性液体。双侧卵巢均约 3cm×2cm 大小，外观未见异常，双侧输卵管外观未见异常，手术顺利，术后大体标本见图 20。术后病理检查回报（图 21）：子宫宫底近左侧宫角处肌层内可见一结节样肿块，大小约 4.5cm×3.0cm×3.0cm，与周围交界欠清，镜下肿瘤细胞呈多角形、圆形，部分细胞异型性明显，可见瘤巨细胞及合体样细胞，与肌层呈片巢状浸润性生长，侵及子宫壁全层并累及浆膜，浆膜处局部囊性变，瘤细胞围绕血管壁，未见明确脉管内瘤栓及神经侵犯，局灶可见纤维蛋白样物质沉积，半灶状出血坏死，符合中间型滋养细胞肿瘤，结合免疫组化结果，考虑胎盘部位滋养细胞肿瘤（placental site trophoblastic tumor，PSTT）。子宫内膜呈增殖期改变；宫颈黏膜慢性炎伴腺体鳞化。（双侧）输卵管未见显著改变。后于北京协和医院会诊病理切片示子宫胎盘床滋养细胞肿瘤，监测β-HCG为3.21mIU/ml后出院。

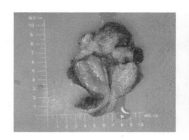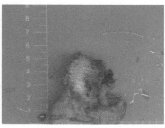

图20　术后大体标本

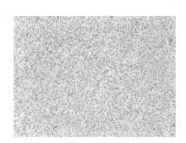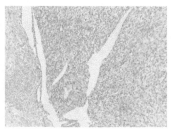

图21　术后病理报告（HE×100）

## 病例分析

胎盘部位滋养细胞肿瘤是一种较为少见的妊娠滋养细胞肿瘤（gestational trophoblastic neoplasms，GTN），通常发生于育龄期女性，其发生率约为1/10万次妊娠，占所有妊娠滋养细胞肿瘤的1%~2%，Kurman等于1976年首次使用"胎盘部位假瘤"描述了

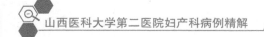

这种疾病，当时认为该病为一种良性疾病。1981 年 Scully 和 Young 提出该病有恶性潜能，并将其易名为 PSTT。

PSTT 可继发于各类妊娠、足月产、流产和葡萄胎，但后者相对少见，偶尔合并活胎妊娠。育龄期妇女多见，绝经后罕见，平均发病年龄为 31～35 岁。主要的临床表现为：闭经，停经后阴道不规则流血或月经过多，少数病例以转移为首发症状，转移部位以肺部最为多见。少数可能发生子宫穿孔，且约有 10% 的患者会并发肾病综合征，可能与肿瘤释放某些促凝物质激活凝血系统、形成免疫复合物沉积于肾小球，引起肾小球滤过膜破坏所致，常于 PSTT 治愈后肾病综合征也随之消失。PSTT 常伴有子宫轻度增大，当肿瘤弥漫浸润子宫壁时均匀增大，而局限性肿块可导致子宫不规则增大。本患者 31 岁，为育龄期女性，出现闭经 1 年，无阴道不规则流血，只因检查发现 HCG 升高就诊，临床表现未见明显特异性，故需要借助辅助检查，以求进一步明确诊断。PSTT 临床表现各异，并且缺乏特异性，因此该病的诊断通常比较困难。需要结合血清学、病理学、免疫组化、影像学等多项检查综合判断，且容易误诊。HCG 是诊断和监测妊娠滋养细胞疾病的一种重要的肿瘤标志物，但 HCG 正常或低水平不能排除 PSTT，且 PSTT 病变严重程度与 HCG 水平高低不成正比。PSTT 肿瘤细胞主要表达人胎盘生乳素，可引起闭经、泌乳等，但仅少数患者血清 HPL 表现阳性，且水平升高不明显，但 PSTT 病理切片行 HPL 免疫组化染色结果为阳性或强阳性。超声表现类似于子宫肌瘤或其他滋养细胞肿瘤的声像图，CDFI 检查可显示子宫血流丰富。确诊靠组织学诊断，可通过对刮宫标本作出诊断，但多数情况下需靠手术切除子宫标本才能确诊。根据北京协和医院的资料，所有接受全子宫切除患者中仅有 45.5% 的患者在切除子宫前行诊断性刮宫，其中阳性（病理提示为

笔记

PSTT）占 40%，阴性（未提示 PSTT）为 60%，可能由于局限性病灶在诊刮时被漏刮所致。说明诊刮阳性有助于 PSTT 的诊断，但诊刮阴性不能作为排除 PSTT 的证据。该患者入院前已于外院行宫腔镜检查，并行诊刮术取得病理，入院后经过超声检查提示左宫底部突出于浆膜层外不均质回声区（滋养细胞疾病？），内部可见较丰富血流信号，检测血 β-HCG 值轻度高于正常值，并反复多家医院对病理切片进行会诊，但会诊报告结果并不完全一致，于术前拟诊为中间型滋养细胞肿瘤，胎盘部位滋养细胞肿瘤？上皮样滋养细胞肿瘤？与患者及家属充分沟通后，行全子宫及双侧输卵管切除术，术后病理明确诊断。

　　对于 PSTT 手术是首选的治疗，原则是切除一切病灶，手术范围为全子宫及双侧附件，年轻妇女若病灶仅局限于子宫、卵巢外观正常则可保留卵巢。有高危因素的患者术后应给予辅助化疗。因 PSTT 对化疗的敏感性不及其他妊娠滋养细胞肿瘤，故应选择联合化疗，首选化疗方案为 EMA-CO。而对于无高危因素者一般不主张术后辅助化疗。一般认为，与 PSTT 预后相关的高危因素为：①肿瘤细胞有丝分裂指数 > 5 个/10HPF；②距先前妊娠时间 > 2 年；③有子宫外转移。该患者术后病理检查明确诊断后结合患者无高危因素，故未追加术后辅助化疗。

## 病例点评

　　①2014 年 WHO 妇科肿瘤病理分类将妊娠滋养细胞肿瘤（gestational trophoblastic neoplasia, GTN）分为：绒毛膜癌（choriocarcinoma, CC）、胎盘部位滋养细胞肿瘤（PSTT）、上皮样滋养细胞肿瘤（ETT）。后两者合称中间型滋养细胞肿瘤（intermediate trophoblastic

笔记

tumors，ITTs）。PSTT 起源于胎盘床侵入子宫肌层的母系单核中间型滋养细胞，大小和外观不一，无绒毛结构，肿瘤细胞对人胎盘催乳素有强烈而广泛的反应，对 HCG 只有局灶性反应。ETT 是中间型滋养细胞绒毛膜型的损伤，通常为一个独立的、出血、固体和囊性病变。肿瘤对 HPL、HCG、细胞角蛋白（cytokeratin，CK）和抑制素-α 呈局灶免疫反应，可以通过 p63 免疫染色阳性与 PSTT 区分，ETT 可以与绒癌或 PSTT 共存。

②本患者病史较长，停经 1 年，无明显症状，因发现 HCG 升高就诊，于外院反复行超声检查，监测血 HCG 及宫腔镜检查、刮宫检查，以期获得病理检查明确诊断，但均不理想。在此明确诊断治疗过程中先后应用口服避孕药达英-35、中药桂枝茯苓丸及化疗药物 MTX，但效果均欠佳，血 HCG 均高于正常，但却未明显升高。纠其根本原因在于诊断不明确，故无法指导治疗。

③入院后再次经过超声检查、监测 β-HCG，全科病例讨论及反复多家医院会诊病理切片，查阅文献最终于术前明确诊断为中间型滋养细胞肿瘤。但患者仅 31 岁，尚年轻，在与患者及家属反复沟通后，患者表示目前已育有 2 女，无生育要求，遂行子宫及双侧输卵管切除术。术后 β-HCG 下降明显，并于术后 13 天降至正常，最后大体标本病理诊断为胎盘部位滋养细胞肿瘤，为求严谨，明确下一步诊疗方案，遂于术后再次于上级医院会诊病理切片，进一步明确诊断，无高危因素，未追加化疗。胎盘部位滋养细胞肿瘤及上皮样滋养细胞肿瘤均属于中间型滋养细胞肿瘤，存在部分共同点，治疗上也比较相似，一般全子宫切除为其主要治疗方法。这样的病例在临床相对少见，需要我们临床医师与病理及超声医师等多学科合作探讨，以求尽量于术前明确诊断，指导治疗，因此需要我们继续学习探索，积累更多经验。

## 参考文献

1. 谢幸，孔北华，段涛．妇产科学．（第9版）．北京：人民卫生出版社，2018.

2. 王丽娟，冯凤芝，林仲秋．2019NCCN妊娠滋养细胞肿瘤临床实践指南（第1版）解读．中国实用妇科与产科杂志，2018，10：1125－1129.

3. 赵峻，向阳．胎盘部位滋养细胞肿瘤的诊治．中国实用妇科与产科杂志，2017，33（4）：3535－3537.

4. 刘灵霞，陈琼．胎盘部位滋养细胞肿瘤诊治进展．现代医药卫生，2015，31（6）：857－859.

（刘二袅）

# 026　卵巢非妊娠相关性绒癌1例

## 病历摘要

　　患者，女，23岁。主因"停经60天，不规则阴道流血1月余，下腹痛14天，加重4天"入院。2011年1月7日出现阴道少量流血，色红，伴腹痛，就诊于山西某医院。超声提示右侧附件实性肿块，盆腔中等量积液，测尿妊免阳性。近4天右下腹痛程度逐渐加重，且阴道流血增多，出现肛门坠涨，里急后重。入院后妇科超声提示子宫右上方可见范围约109.7mm×69.36mm囊实性肿块，以实性回声为主，β-HCG为187083.25mIU/mL，遂以"右侧输卵管妊娠？"为术前诊断于2011年1月24日行腹腔镜下右侧卵巢肿瘤剥除术＋盆腔粘连松解术，术中见右侧卵巢肿瘤约10cm×8cm，实性，周界尚清，盆腔积血约100ml。术中冰冻病理检查：送检组织可见多灶状滋养叶细胞增生，异型性明显，未见绒毛，考虑滋养叶细胞肿瘤，绒毛膜癌不除外。术后给予检查头颅CT，胸部正位片均未见异常。术后第1日β-HCG为52897.14mIU/mL，第3日β-HCG为23249.07mIU/mL，较术前显著降低。术后常规病理检查：结合北大医学部病理系会诊报告：（右卵巢）形态符合绒毛膜上皮癌，诊断考虑卵巢原发性非妊娠相关性绒毛膜癌可能性大。遂予患者5-氟尿嘧啶（28mg/kg）、放线菌素-D（6μg/kg）双枪化疗三疗程，β-HCG值分别降至191.90mIU/ml、11.56mIU/ml、1.56mIU/ml。并于我院行腹腔镜右侧附件切除术，术后予行双枪化疗第4次化疗。后未定期复查，间断复查得知其术后生育一子。时隔8年,.该患者再次因"阴道不规则流血1年余，间断下腹痛3月余"入院。查

笔记

体：子宫上方可触及一约 14cm×10cm 大小囊实性肿块，边界清，活动差；β-HCG 为 3418mIU/mL；PET-CT 示子宫前方囊实性多房肿块，代谢不均匀增高，且小肠回盲部周围浆膜代谢片状增高。结合病史，术前诊断：左侧卵巢肿瘤性质待查，左侧卵巢原发性非妊娠相关性绒癌？2018 年 7 月 6 日行全子宫＋左侧附件切除术＋盆腔淋巴结切除术＋腹主动脉旁淋巴结切除术＋阑尾切除术＋大网膜切除术。术中见：子宫约 6cm×4cm 大小，表面光滑，右侧附件缺如，左侧卵巢肿瘤约 15cm×12cm×12cm 大小，囊实性，包膜完整，表面与大网膜与肠管之间粘连，周边可见胶冻状组织约 4cm×4cm 大小，子宫直肠窝可见胶冻状组织。左侧输卵管未见异常（图 22）。

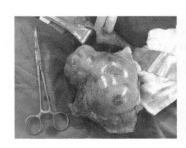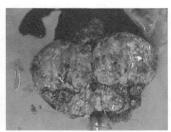

图 22　肿瘤包膜完整，剖开可见坏死样织

术后病理检查回报：（左附件）卵巢恶性肿瘤伴坏死，结合免疫组化结果，倾向混合性生殖细胞肿瘤（胚胎癌成分为主，局部可见卵黄囊瘤成分及少许合体滋养细胞成分）。最后诊断：左侧卵巢混合型生殖细胞肿瘤（胚胎癌成分为主）。

## 病例分析

非妊娠性绒癌又称原发性绒癌，与妊娠无关，起源于原始生殖细胞，男女均可发病，一般发生于性腺器官，也可发生于性腺外的中线部位（如脑－松果体、纵隔、腹膜后），甚至于其他脏器（如胃、肺、胰腺)。卵巢非妊娠性绒癌罕见,常见于青少年及年轻女性,偶见于绝经期女性,临床表现为腹痛及盆腔肿块,肿瘤分泌HCG,有时还可表现如性早熟、类早孕反应等内分泌异常症状。因其发病率低、又无典型临床症状,早期诊断困难,治疗效果、预后较妊娠性绒癌差,5 年总生存率为 79.4%。非妊娠性绒癌常单侧发生,体积较大,切面常呈暗红色、质脆,多伴出血坏死,镜下与妊娠性绒癌基本相同。对于无性生活史的青少年,根据病理组织学特点辅以免疫组化可以做出诊断;但对于已婚育龄期女性,区别妊娠性和非妊娠性绒癌则比较困难。现有的方法中 DNA 多态性分析可以辅助区别两者,应用位点特异性微卫星探针对肿瘤组织进行 DNA限制性片段长度多态性分析,并与患者及其配偶的血样进行比较,若肿瘤成分仅来自患者本身,则可明确为非妊娠性绒癌,若有父源成分存在,则为妊娠性绒癌。目前的治疗原则以化疗为主、手术和放疗为辅的综合治疗,且高危患者需要选择联合化疗。每一疗程化疗结束后,应每周 1 次测定血清 β-HCG,每一疗程化疗结束至 18日内血 β-HCG 下降至少 1 个对数称为有效。而手术则对于控制大出血等并发症、切除耐药病灶、减少肿瘤负荷和缩短化疗疗程有作用。放射治疗则主要用于肝、脑转移和肺部耐药病灶的治疗。总体而言,卵巢非妊娠性绒癌为罕见的恶性生殖细胞肿瘤,国内外报道的病例不足百例,临床可供参考的资料少,但早期发现、诊断、治疗均对预后起重要作用。

## 病例点评

(1) 该患者第 1 次入院术后及时检查头颅 CT,胸部正位片除外脑、肺转移。

（2）诊断后及时给予敏感药物化疗并辅助手术治疗，取得良好疗效，其后患者生育1子，未对其生育能力产生影响。

（3）患者经过规范治疗后并没有定期进行复查，应反复叮嘱患者及其家属强调复查及体检的重要性，如有阴道流血、腹痛不适及时返院就诊，以免耽误最佳治疗时机。

（4）卵巢非妊娠性绒癌为罕见的恶性生殖细胞肿瘤，临床可供参考的资料少，且易与输卵管或卵巢妊娠混淆，应引起妇产科医师的重视。

（魏芳　李昂）

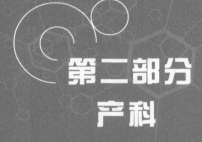

# 第二部分
# 产科

## 027 妊娠合并急性脂肪肝1例

### 病历摘要

　　患者，女，24岁。主因"停经7月余，浮肿半月，皮肤黄染4天"，于2013年7月24日急诊入院。平素月经规律，4~5/28（天），量中，痛经（−），患者末次月经2012年12月5日，预产期2013年9月12日。孕期未规律产检。半月前出现双下肢浮肿，后逐渐出现双上肢浮肿，休息后不能缓解。4天前出现全身皮肤黄染，伴巩膜黄染，无发热，无恶心、呕吐及右上腹不适，无头痛、头晕及视物模糊，无鼻衄、牙龈出血。2013年7月24日就诊于某市人民医院，化验肝功：ALT 409U/L，ALP 514U/L，GGT 256U/L，TBIL 158μmol/L，DBIL 105.92μmol/L，建议转上级医院，遂急诊送入我院，患者自发病以来精神好，食欲可，睡眠可，大便正常，近4天小便减少为1～2次/日。

[入院查体] 体温37.0℃，脉搏106次/分，呼吸20次/分，血压133/82mmHg。全身皮肤、黏膜黄染，四肢水肿，妊娠腹型，宫高24cm；腹围100cm；胎方位：左枕前；胎先露：头；先露高低：浮；胎心129次/分；宫缩：10″/6～7′；破膜：无；胎心监护示基线110次/分，可见频发晚期减速。辅助检查：血常规（我院2013年7月24）：白细胞 $22 \times 10^9$/L，血红蛋白136g/L，血小板 $195 \times 10^9$/L，嗜中性粒细胞百分比84.4%，肾功（某市人民医院2013年7月24日）：肌酐104μmo/L。凝血功能（我院2013年7月24日）：凝血酶原时间22.5秒，部分凝血活酶时间58.2秒。TAS-CDFI（我院2013年7月24日）：脂肪肝，餐后胆囊，副脾，胰、脾、双肾未见明显异常。

[入院诊断] $G_1P_0$，宫内妊娠 $33^{+1}$ 周，左枕前，胎儿窘迫，先兆早产，妊娠期肝内胆汁淤积症，妊娠期急性脂肪肝，肾功能不全。

入院后完善检查，急诊行子宫下段剖宫产术，分娩一体重1880克女活婴，术毕转往重症监护病房，予人工肝抗感染、保肝、退黄、抗肝性脑病、纠正凝血异常、肾功能不全等治疗，于2013年9月3日痊愈出院。

## 病例分析

妊娠期急性脂肪肝（acute fatty liver of pregnancy，AFLP）也称为妊娠特发性脂肪肝，发病率约为1/10000。再次妊娠复发脂肪肝的情况十分罕见。近期的证据提示，隐性遗传导致参与脂肪酸氧化的线粒体异常，如长链羟酰基辅酶 A 脱氢酶缺乏的妇女在孕期容易罹患脂肪肝。过去，此病的孕妇死亡率高达 75%，现在已降至 1.8%~18%，围产儿死亡率已从以前的 85% 下降至 7%~23%。

临床表现：妊娠期急性脂肪肝通常见于晚孕期，据报道，平均孕周为 37.5（31~42）周。病变更多见于初产妇、多胎妊娠或男性胎儿的孕妇，其原因尚不明确。典型的患者在数日至数周内出现不适及消化道症状，如厌食、恶心、呕吐、上腹痛和进行性黄疸。其中，呕吐为多数患者的主要症状。约半数的患者还会出现高血压、蛋白尿和水肿等子痫前期的症状。

诊断：实验室检查异常包括高纤维蛋白血症和凝血时间延长、高胆红素血症，通常低于 10mg/dl、血清转氨酶升高为 300~500U/L。妊娠期脂肪肝合并凝血功能异常的病理机制归因于凝血前体物质消耗增加，同时肝脏产生的凝血因子减少。纤维蛋白裂解产物或 D-二聚体不同程度地升高。红细胞异常主要表现为红细胞出现棘状红细胞异形，可能是由于构成红细胞膜的脂质成分在肝脏合成中出现异常造成的。外周血检测显示血液浓缩和白细胞升高，还常可见到轻度血小板减少和溶血的证据。

诊断主要依据实验室检查和临床表现，其中实验室检查更为重要，确诊则更依赖于病理学诊断，肝穿刺活检是诊断 AFLP 的标准。国际上公认的 AFLP 诊断标准主要为 Swansea 标准：①呕吐；②腹痛；③烦渴、多尿；④脑病；⑤血清总胆红素 >14μmol/L；⑥低血糖（<4mmol/L）；⑦尿酸增高（>340μmol/L）；⑧白细胞计数升高 >11×10⁹/L；⑨超声下可见腹水或"亮肝"；⑩丙氨酸转氨酶或天冬氨酸转氨酶 >42U/L；⑪血氨 >47μmol/L；⑫肾功能不全，血肌酐 >150μmol/L；⑬凝血酶原时间 >14 秒或活化部分凝血活酶时间 >34 秒；⑭肝组织活检提示，肝细胞弥漫性微滴性脂肪变性，可见脂肪小滴。在排除其他疾病的可能后，符合上述 6 项或 6 项以上指标即可确诊。有研究表明，Swansea 标准可及时诊断 AFLP，并较好地用于患者病情的评估。

现已发现各种影像学技术，如超声、CT、MRI 对确诊妊娠期脂肪肝临床诊断的敏感度均较低。许多病例在诊断后综合征加重，常出现明显的低血糖和严重的肝昏迷，其中大约半数合并严重的凝血异常和肾功能衰竭。在此危急阶段，胎儿死亡并不少见。幸运的是，一方面病变本身具有自限性；另一方面，通常在终止妊娠后肝脏的迅速衰竭即得以缓解。恢复期间常有一过性糖尿病和急性胰腺炎，几乎普遍有腹水，但通常可以完全恢复。终止妊娠后 AFLP 完全恢复需要数周时间，一般不留后遗症。若发生多器官功能衰竭，则预后不良。

处理：鉴于在分娩后病情通常可以自然缓解，许多医师认为终止妊娠是治疗的必备措施。由于肝衰竭导致母体酸中毒，部分胎儿在诊断时已经死亡。另一些胎儿则对正常分娩的耐受能力也很差。延误分娩可增加由高血氨导致的昏迷和死亡的危险性，随之还会出现低血糖、肾功能衰竭、酸中毒和严重的出血。一些医师建议行剖宫产缩短产程，但对于有严重凝血障碍的患者，手术将加重孕妇的危险。一旦手术或阴道分娩需要侧切，往往必须输注新鲜冰冻血浆、冷沉淀物、全血、红细胞悬液和血小板等。分娩后，肝功能逐渐恢复。在此期间，仍需要密切监护和支持治疗。AFLP 的主要并发症包括脓毒血症、出血、误吸、肾衰、弥漫性血管内凝血、多器官功能衰竭、胰腺炎和消化道出血等，其中肝肾功能严重受损严重威胁着患者的生命，其导致的弥漫性血管内凝血、多器官功能衰竭、产后大出血等是导致患者死亡的主要原因，应针对上述并发症予以治疗。如果肝功能不能恢复，则可考虑肝脏移植。

## 🩺 病例点评

　　患者当时以"停经 7 月余,浮肿半月,皮肤黄染 4 天"为主诉入院,我们急查血常规显示白细胞上升,凝血功能明显异常,进行肝炎病毒学病原学检查阴性,所以我们考虑患者是"妊娠期急性脂肪肝",且考虑终止妊娠。但是患者凝血异常,故术前补充血制品、凝血因子。查尿常规、血压均正常,排除妊娠期高血压疾病。急诊行剖宫产,术后肝功能回报显示谷丙转氨酶、谷草转氨酶、胆红素均上升,支持了术前诊断。因我们术前纠正了凝血功能,所以产妇术中出血并不多,约 350ml,并保留了子宫,放置了引流管后转 ICU 继续接受治疗。从产科的角度来看,产科医师及时做了一系列的辅助检查,全面的检查使得医师很快得到了诊断,然后敢于纠正孕妇的凝血功能同时终止妊娠才赢得了抢救的机会。若因凝血功能不良而不敢做手术就会使患者走向死亡的道路。

　　终止妊娠后需要比较产妇凝血功能的纠正情况,接下来就是用人工肝维持患者肝脏功能。妊娠期孕妇的肌酐较低,若患者脏器功能差,很早就有肌酐升高,大于 $100\mu mol/L$ 则认为是肾功能不良,该患者肌酐值为 $104\mu mol/L$。急性脂肪肝往往表现为肝、肾的功能问题。当终止妊娠赢得抢救机会后,将患者交给 ICU 医师、传染科的肝病专家及肾内科的专家治疗,采用人工肝、血透帮助患者度过这两个脏器的功能不全期。

　　妊娠期急性脂肪肝是特发于妊娠晚期的、造成急性肝衰竭的、致死性的严重并发症,表现为急性肝细胞微滴性脂肪浸润变性所引起的肝功能障碍,常伴肾、胰、脑、心等多脏器微滴性脂肪浸润变性损害及功能障碍。AFLP 病情凶险,诊治不及时即可危及孕产妇

笔记

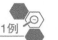

及胎儿生命。最近几年随着对此疾病的认识，国内外专家已经达成共识，对重症患者给予血浆置换加血液净化，人工肝替代治疗等，目前我国已经将此类疾病孕产妇死亡率降到20%以下。

妊娠期急性脂肪肝的诊断标准：①妊娠晚期发病；②上消化道症状，如口渴、纳差、恶心、呕吐、乏力；③肝脏受损的临床表现，如黄疸、转氨酶升高等；④凝血功能障碍；⑤肾功能不全。

急性脂肪肝的发病率并不高，导致临床医师概念模糊。甚至常常与脂肪肝或类似的消化道疾病相混淆，从而耽误了早期的诊断与处理。所以对待这一疾病，早期识别是关键。早期识别的临床提示包括恶心、呕吐、上腹部或右腹部疼痛和不适等消化道症状。多胎、男胎或者有基础疾病的患者，当存在上述情况时，应尽快做肝功能化验和全身血液化验。急性脂肪肝的患者，往往会出现肝功能异常、低血糖、白细胞增高，后期出现胆红素增高等症状，发展到中期，会有胎儿窘迫的表现，所以急性脂肪肝也会被误诊为胎儿窘迫。临床医师需要结合孕妇出现的消化道症状、肝功能化验和一般普通血液化验等实验室结果来识别脂肪肝。脂肪肝发展到后期会出现肾功能不良等表现。诊断的关键在于迅速和及时，此外也可以借助MRI共振技术来做好诊断。及时终止妊娠是整个治疗的关键首要原则，严密监护，多学科协助综合治疗，积极行器官功能支持治疗，血浆置换等综合治疗措施可能是改善不良结局的关键。

（茹普霞）

# 028  子痫发作合并急性心跳骤停 1 例

## 病历摘要

患者，女，26 岁，$G_2P_0$。末次月经 2016 年 3 月 14 日。孕 6 月开始出现下肢水肿，定期产检均无异常，既往无癫痫病史。入院前 10 天当地医院产检发现血压升高，因无头晕、眼花等症状，仅在门诊治疗。现因出现头晕、眼花等不适就诊，以孕 37 [+3] 周头位待产，妊娠期高血压疾病子痫前期重度收住院。入院时检查：T 36.8℃，P 90 次/分，BP 170/120mmHg，双肺呼吸音清，心率，90 次/分，各瓣膜听诊区未闻及病理性杂音，全身水肿，宫高 38cm，腹围 110cm，左枕前位，胎头浮，胎心音 144 次/分，宫颈管未消，宫口未开，尿蛋白定性（+++）。入院检查过程中突发抽搐、口吐白沫，深昏迷，立即置开口器，面罩吸氧，心电监护，持续约 2 分钟缓解。心率 136 次/分，血压 160/110mmHg，给予 25% 硫酸镁 20ml 加入 5% 葡萄糖 100ml 中快速静脉输液；硫酸镁 2.5g 静脉推注，地西泮 10mg 静脉推注。患者呈昏迷状态，呼之不应，双膝腱反射存在，查血糖 7.9mmol/L，保留导尿管查尿常规，尿色清亮，尿量 200ml，尿蛋白（+++）。患者再次抽搐 1 分钟后面色青紫，心跳呼吸骤停，呼之不应，立即行胸外按压，简易呼吸机辅助呼吸，请麻醉科、心内科、呼吸科、妇产科到场参与抢救，并静脉推注肾上腺素 1mg，阿托品 1mg，6 分钟后呼吸机辅助呼吸，听诊无心音，再次肾上腺素 1mg 静脉推注，多巴胺 100mg 静脉输液，心跳骤停 13 分钟后面色青紫好转，颈动脉搏动可及，心电图示窦性心动过速，170 次/分，BP 130/90mmHg，甘露醇 250ml 静脉输液，碳酸氢钠 125ml 静脉输液，心电监护监测生命体征，呼吸机辅助呼吸 20 次/分，胎心 120 次/分，立即急诊行子宫下段剖宫产术，头位娩一男活婴，1 分钟阿普加评分 6 分，经抢救 10 分钟后阿普加评分 9 分，转儿科病房。患者术中心率 120～130 次/分，BP 140～170/90～130mmHg，有不规律自主呼吸，术中出血 300ml，淡红色肉眼血尿 650ml，术后持续呼吸机给氧及心电监护。术后神经内科、呼吸内科、消化内科会诊，抗菌药物治疗，用脑保护剂，控制出入量，预防心衰、肾衰，患者术后给予镇静治疗，术后 12 小时建立自主呼吸，意识逐渐恢复，子宫收缩好，阴道出血不多，患者转重症监护室继续治疗。进入重症监护室后，给予患者抗感染、对抗心率失常、营养支持、脑保护、胃肠减压等对症治疗，重症监护室治疗 48 小时后，患者病情平稳转入普通病房。患者腹部切口 7 天拆线，甲级愈合，出院时血压 130/90mmHg，全身水肿渐消退，新生儿生长好。

## 病例分析

妊娠期高血压疾病是产科常见疾患，发病率为 5%～10%，是孕妇死亡的第二大原因，占妊娠相关死亡总数的 10%～16%，其主要症状有高血压、蛋白尿、水肿等。妊娠期高血压疾病包括妊娠期高血压、子痫前期、子痫、慢性高血压并发子痫前期及妊娠合并慢性高血压。子痫是妊娠期高血压疾病最严重的阶段，发作前可有不断加重的严重表现，也可发生于无血压升高或升高不显著，尿蛋白阴性的病例。在欧洲国家，子痫发病率为 0.2‰～0.3‰，在国内发病率则高达 0.2%。通常产前子痫较多，产后 48 小时内子痫约占 25%。是导致孕产妇和围生儿发病率和死亡率的主要原因，常累及心、脑、肝肾、胎盘等重要器官，其基本治疗原则是解痉、降压、改善脏器灌流量和器官功能。子痫前期患者发生抽搐的确切机制尚不明确，关于子痫发生的机制主要存在两种假说，均以高血压为核心因素。第1种假说认为，高血压会使脑循环自我调节能力下降，导致脑血流过度灌注、内皮细胞功能紊乱以及脑水肿；第2种假说认为，高血压会导致自我调节系统激活，引起脑血管收缩，进而导致脑血流灌注减少、局部脑缺血进而导致局部液体渗出。亦有文献报道脑部的炎症反应可能也参与了其发病过程。子痫通常在子痫前期的基础上发生抽搐，但应与癫痫、脑炎、脑肿瘤、脑血管畸形破裂出血、糖尿病高渗性昏迷、低血糖昏迷相鉴别。

子痫脑内病变常表现为脑缺血、脑水肿、颅内压升高。因此，积极解痉、降压、降颅压，减轻脑水肿，是治疗子痫前期、子痫的关键所在。硫酸镁具有预防子痫发作，改善器官微循环的作用，而其药物作用主要取决于血镁浓度，正常血清镁离子浓度是0.75～1.25mmol/L，血清镁离子有效治疗浓度为1.8～3.0mmol/L，超过3.5mmol/L可能出现中毒症状。使用硫酸镁必备条件：①膝腱反射存在；②呼吸≥16次/分；③尿量≥17ml/h或≥400ml/24h；④备有10%葡萄糖酸钙。

子痫患者合并心跳骤停的发生率为2%～5%。普通成人心跳骤停后4～6分钟大脑就会发生不可逆性的损害。因此心跳骤停发生后的4分钟以内是心肺复苏的黄金时间。早期有效的心肺复苏不仅可能挽救患者的生命，还可以避免或减轻可能存在的后续的神经系统疾患。对于子痫的患者，病情稳定后手术终止妊娠，改善了患者心脏负荷，避免了可能进一步出现的DIC，也解除了患者妊娠期高血压的重要诱因，为全身循环及病情的可控性上提供了保障。同时多学科的会诊，也为患者的病情控制提供了坚实的后盾。

重视孕期保健，重视妊娠期高血压疾病的预测，做到早发现、及时控制病情发展，是降低该病发生率及母婴死亡率的关键。

## 病例点评

在控制子痫发作时首选硫酸镁，不建议首先使用苯妥英钠、地西泮以及哌替啶。硫酸镁可通过静脉或肌肉注射给药，当患者存在硫酸镁应用禁忌或硫酸镁治疗无效时，可考虑应用地西泮、苯妥英钠或冬眠合剂控制抽搐。临床常用的静脉给药方法：①负荷量，硫酸镁控制发作 4 ~ 6g，预防发作 2.5 ~ 5g，15 ~ 20 分钟内注射；②维持量 1 ~ 2g/h，有条件可每 4 ~ 6 小时测定镁离子浓度，维持镁离子浓度 1.8 ~ 3.0mmol/L 至 24 小时。在给予负荷剂量后，应给予维持剂量，通常选择硫酸镁 2g/h 静脉输液。在维持治疗中，应注意监测患者的膝腱反射，并保证呼吸 >12 次/分，尿量 >100ml/4h。如果患者的肾功能良好，且没有明显的硫酸镁中毒的临床表现，不需常规监测患者的血药浓度；如果患者肾功能正常，但尿量 < 20ml/h，应每 6 小时监测硫酸镁血药浓度；若患者存在肾功能异常，可考虑将硫酸镁维持剂量减为 1g/h，并每 6 小时监测血药浓度。维持治疗期间，应备有葡萄糖酸钙，以便发生硫酸镁中毒表现时予以拮抗。

硫酸镁的持续应用时长应当根据患者病情决定，而并非提前严格限定：产前子痫患者在子痫抽搐控制后继续使用 24 小时，之后进行母胎状况评估决定继续应用硫酸镁的时限；如果决定期待治疗，在严密监测并仔细评估母儿状况下，病情稳定者可在使用 3 ~ 7 天后停用；在引产和产时应当继续使用硫酸镁；剖宫产术中应用硫酸镁时应仔细评估患者心功能，警惕由于与麻醉药物相互作用产生协同或拮抗作用而改变药效以及补液带来的血药浓度的改变；终止妊娠后，硫酸镁通常继续应用 24～48 小时，病情不平稳者应延长硫酸镁的使用时间。此外，对于早产的新生儿，宫内暴露于硫酸镁可以降低发生脑瘫及严重运动功能障碍的风险。目前关于产后硫酸镁使用的时间尚无统一意见，且硫酸镁的使用应注意个体化。

<h2 style="text-align:center">参考文献</h2>

1. Liu L, Han X, Huang Q, et al. Increased neuronal seizure activity correlates with excessive systemic inflammation in a rat model of severe preeclampsia. Hypertens Res, 2016, 39 (10)：701 - 708.

2. 赫英东，陈倩. 子痫的诊断与治疗. 中华产科急救电子杂志，2015，5 (2)：81 - 86.

3. 狄小丹，刘慧姝. 子痫的临床管理. 中华产科急救电子杂志，2017，6 (1)：4 - 8.

4. 谢幸，孔北华，段涛，等. 妇产科学（第 9 版）. 北京：人民卫生出版社，2018. 5.

5. 杨孜. 子痫前期综合征胎盘介导相关因素预警、早期发现及临床处理选项. 中国实用妇科与产科杂志，2016，32 (4)：302 - 306.

6. 杨孜，张为远. 妊娠期高血压疾病诊治指南（2015）解读. 中国实用妇科与产科杂志，2015，31 (10)：886 - 892.

（梁婷婷）

# 029 HELLP 综合征 1 例

## 病历摘要

患者，女，41 岁，G₃P₁，孕 32$^{+6}$ 周。发现血压升高 2 年，头痛 1 天。患者平素月经规律，未正规产检。入院前 2 周于当地医院产检测血压 170/110mmHg，无头痛、头晕及视物模糊，未予治疗，尿常规检查示尿蛋白（++），血常规示血小板 $70 \times 10^9$/L，肝功能提示谷丙转氨酶 50.2U/L，谷草转氨酶 48.98U/L，碱性磷酸酶 425.43U/L，建议住院治疗，未遵医嘱。入院 1 天前出现头痛，伴牙龈出血，无头晕、视物模糊，无胸闷、无下腹憋，无阴道流血、流水等不适，遂就诊我院。

[既往史] 2016 年 4 月自测血压 142/96mmHg，未定期检测，未诊治。否认糖尿病、肾病病史，否认肝炎、结核等传染病病史，否认手术外伤史，否认输血史，否认食物、药物过敏史。体格检查：体温 36.5℃，脉搏 90 次/分，呼吸 20 次/分，血压 199/123mmHg，对答切题，查体合作。全身皮肤色泽正常，散在瘀点及瘀斑。双下肢水肿明显，心律 90 次/分，齐，未闻及杂音，上腹部无压痛，双肾区无叩击痛；产科检查：腹部膨隆，宫底脐上三指，宫体无压痛，未扪及宫缩，胎心 150 次/分。辅助检查：入院产科 CDFI 示胎头位于下方，双顶径 82.7mm，头围 282.2mm，股骨长 59.5mm，腹围 257.6mm，胎儿颈部可见脐带压迹反射，呈 U 形，胎盘位于子宫后壁，成熟度 Ⅱ 级 +，羊水指数 90.2mm，S/D 4.47。血常规：白细胞 $7.67 \times 10^9$/L，血红蛋白 146g/L，血小板 $46 \times 10^9$/L，中性粒细胞百分比 73.6%。心肺四项：BNP 110.95pg/ml，乳酸脱氢酶 642.10U/L，

笔记

羟丁酸脱氢酶456.5U/L。

[诊治经过] ①向家属下病重通知书，交代病情；②输注单采血小板2U；③解痉、降压、镇静，纠正电解质及酸碱平衡紊乱，地塞米松促胎肺成熟；④子宫下段剖宫产术，分娩一体重1750g男活婴，转儿童医院进一步治疗。术中出血300ml，尿量200ml，色淡红。⑤术后继续解痉、降压、镇静对症治疗，术后第8日病愈出院。

[出院诊断] HELLP综合征，慢性高血压并发子痫前期，$G_3P_2$宫内妊娠33周，左枕前，分娩，早产，早产儿。

## 病例分析

HELLP综合征（hemolysis elevated liver enzymes and low platelets count syndrome，HELLP）于1982年由韦恩斯坦等首次提出。HELLP是由溶血（hemolysis）、肝酶升高（elevated liver enzymes）和血小板减少（and low platelets）首字母缩写而成。该综合征的发生率0.5%～0.9%，发病时间主要为妊娠第27～37周，大约30%的病例发生在分娩后。虽然该综合征的发病机制尚不清楚，但肝脏的组织病理学表现包括血管内纤维蛋白沉积，可能导致肝窦阻塞、肝内血管阻塞、肝内压升高并继发肝坏死。HELLP综合征的典型临床症状是右上腹疼痛或上腹部疼痛、恶心呕吐。然而，这种综合征可能出现非特异性症状，诊断可能难以建立。实验室检查和影像学检查是鉴别诊断与其他临床条件必不可少的。

HELLP综合征诊断标准：①血小板计数小于$100 \times 10^9/L$；②AST超过70U/L和LDH超过600U/L；③溶血现象（显微镜下观察外周血的分析），血清胆红素升高（20.5μmol/L以上，1.2mg以上）。达到以上 3 项的称为完全性 HELLP 综合征。

HELLP 综合征需要与病毒性肝炎、胆管炎和其他急性疾病相鉴别。其他疾病包括特发性血小板减少性紫癜（idiopathic thrombocytopenic purpura，ITP）、妊娠期急性脂肪肝（acute fatty liver of pregnancy，AFLP）、溶血性尿毒症综合征（hemolytic uremic syndrome，HUS）、血栓性血小板减少性紫癜（Thrombotic Thrombocytopenic Purpura，TTP）和系统性红斑狼疮（systemic lupus erythematosus，SLE）与高的孕产妇死亡率相关，需要仔细的诊断评估。

对于 HELLP 综合征的治疗方式大多按照严重表现的子痫前期原则处理。分娩方式应根据产科指征选择，包括宫颈状况、产科病史、产妇和胎儿情况。分娩时机一般来说，对于重度子痫前期和 HELLP 综合征的妇女管理有 3 个主要的选择：①≥34 周：尽快终止妊娠；②28～34 周：稳定产妇的临床状况及促胎儿肺成熟治疗，并于 48 小时内分娩；③≤28 周，根据产妇及胎儿的状况及家属的意愿决定。除此之外，如果母体状况不能得到迅速控制、母体状况恶化或胎儿宫内窘迫的迹象发生发展，则应选择分娩。母体立即分娩的适应症包括高血压：血压 >160/110mmHg，即使运用抗高血压药物治疗，临床症状未缓解且持续或恶化、肾功能恶化、严重腹水、胎盘早剥、少尿、肺水肿或子痫，可放宽剖宫产指征。PLT 计数低于 $50 \times 10^9/L$，可考虑应用肾上腺皮质激素予以治疗；PLT 计数低于 $50 \times 10^9/L$ 并且继续下降或出现凝血功能障碍时，建议备血；对于 PLT 低于 $20 \times 10^9/L$ 的患者，建议分娩前输注血小板。在大多数患有 HELLP 综合征的妇女中，产妇产后 PLT 计数在产后立即继续下降，但在第 3 天有增加的趋势。大约 30% 的 HELLP 综合征患者在分娩后发展，发病时间可能从分娩后的几小时到 7 天不等。在患有产后 HELLP 综合征的妇女中，肾衰竭和肺水肿的风险显著高于产前发病的妇女。

## 病例点评

第 1 步是对患者进行评估。确定产妇状况、胎龄（超声测定），决定是否分娩和宫颈 Bishop 评分。实验室检查包括血细胞计数，特别是 PLT 计数、凝血参数、AST、LDH 和血清结合珠蛋白和尿液检查，血压测量、超声检查和胎儿评估测试。下一步是用静脉输液，抗高血压药物（如拉贝洛尔或硝苯地平）和硫酸镁稳定母体临床状况，以防止惊厥。密切监测孕妇生命体征和体液平衡。待患者情况稳定后选择合适的分娩方式，继续降压、解痉、镇静对症治疗，观察患者病情恢复情况。

该患者 $G_3P_1$，孕 $32^{+6}$ 周，发现血压升高 2 年，最高血压 170/110mmHg，血常规示血小板 $70 \times 10^9/L$，肝功能示谷丙转氨酶、谷草转氨酶、碱性磷酸酶皆严重异常。患者入院 1 天前出现头痛，伴牙龈出血，提示病情恶化。被诊断为 HELLP 综合征后，应输注单采血小板，同时解痉、降压、镇静，地塞米松促胎肺成熟后立即终止妊娠。术后 72 小时内继续解痉、降压、镇静对症治疗，复查血常规、肝肾功能无异常，最终患者术后第 8 日痊愈出院。

（汪景灏）

# 030 凶险性前置胎盘 1 例

## 病历摘要

　　患者，女，33 岁，$G_3P_1$，宫内妊娠 $34^{+1}$ 周。主因"停经 8 月余，发现前置胎盘 2 个月，阴道少量流血 3 小时余"入院。孕期基本顺利，2 个月前外院行妇科 CDFI 提示前置胎盘（中央型），胎盘位于前壁及宫颈内口处覆盖宫颈，定期复查。3 小时前出现阴道少量流血，无其他不适，遂入我院。入院查体：生命体征平稳，妊娠腹型，阴道少量流血，胎儿臀位，胎膜未破，胎儿估重 2300g，未内诊。诊断为：凶险性前置胎盘，胎盘植入？左骶前，妊娠合并瘢痕子宫。入院后完善检查，给予监测胎心、胎动，促胎儿肺成熟。产科 CDFI 见：子宫下段右侧壁胎盘近基底层处可见 46.4mm × 26.3mm 囊性回声区，内伴密集光点，动态观察可见沸水样滚动，提示前置胎盘（完全性）、胎盘局部植入。入院第 4 天阴道流血增多，急诊行子宫底部剖宫产术 + 子宫下段人工胎盘剥除术，术中打开子宫下段膀胱返折腹膜，下推膀胱，可见明显隆起伴血管怒张，分娩一体重 2800g 活女婴，经儿童医院院前急救转儿童医院。术前于介入科行双侧髂内动脉球囊阻断术，术中失血共计 800ml，术后行双侧子宫动脉栓塞术，术后 4 天患者恢复准予出院。

## 病例分析

　　近年来，胎盘植入的发生率已经达到 1/533，较前升高 20 倍。是导致产后出血、紧急子宫切除和孕产妇死亡的重要原因。胎盘植入的孕产妇死亡率高达7%，并发症发生率为60%，产科育龄期女性子宫切除的最主要原因是胎盘植入，占73.3%，特别是穿透型胎盘植入。

胎盘植入的定义：原发性蜕膜发育不全或创伤性内膜缺陷，引起底蜕膜部分性或完全性缺乏，胎盘绒毛异常侵入子宫肌层。发生于子宫体部胎盘植入患者产前常无明显临床表现，一旦出现胎盘植入合并前置胎盘，常见症状是产前反复、无痛性阴道流血。而穿透性胎盘植入合并子宫破裂患者可诉腹痛，多伴胎心率变化。分娩后主要表现为胎盘娩出不完整，或胎盘娩出后发现胎盘母体面不完整，或胎儿娩出后超过30分钟，胎盘仍不能自行剥离，行手取胎盘时剥离困难或发现胎盘与子宫肌壁粘连紧密无缝隙。产后可出现腹痛、不规则阴道流血、月经不恢复等。处理方法：

1. 保守性治疗及手术。适应证：患者要求保留生育功能，具备及时输血、紧急子宫切除、防治感染等条件；术中发现胎盘植入，但不具备子宫切除的技术条件者，可在短时间内安全转院接受进一步治疗。术前处理：有条件选择引产前应用UAE治疗。

（1）局部保守性手术。若发现为局部植入且植入深度及面积不大（胎盘植入面积<1/2，植入不深，非穿透型），术中出血尚可控时，可以考虑行保守性手术治疗，以保留患者子宫及生育功能。胎盘原位保留：部分性胎盘植入或完全性胎盘植入均可行胎盘原位保留（Ⅱ级证据）。

（2）对引产中或引产后出现大出血或植入深、有大出血风险的患者，应首选UAE治疗。

（3）感染监测与抗菌药物使用。胎盘植入保守治疗过程中感染发生率为18%～28%，在术前0.5～2小时或麻醉开始时给予抗菌药物，如果手术时间超过3小时，或失血量>1500mL，可在手术中再次给予抗菌药物预防感染。抗菌药物的有效覆盖时间应包括整个手术过程和手术结束后 4 小时，总预防用药时间为 24 小时，必要时延长至 48 小时。污染手术可依据患者的感染情况延长抗菌药物使用时间。对手术前已形成感染者，应根据药敏结果使用抗菌药物，一般宜用至体温正常，症状消退后 72 ~ 96 小时。对感染不能控制者，应尽早行子宫切除术。

（4）化疗药物。MTX 并不能改善胎盘植入患者的结局。

2. 子宫切除。指征：产前或产时子宫大量出血，保守治疗效果差；子宫破裂修补困难；凶险性前置胎盘合并胎盘植入者；穿透性植入、子宫壁薄、短时间内大量出血者；保守性手术治疗效果不佳者；保守治疗过程中出现严重出血及感染者。

### 📋 病例点评

（1）该患者宫内妊娠 $34^{+1}$ 周，结合病情及诊疗指南，得到及时诊断和手术治疗，并取得良好疗效。

（2）凶险性前置胎盘建议在有母儿抢救能力的医疗机构进行治疗，一旦有阴道流血，强调住院的必要性，且加强对母儿状况的监测及治疗，以免延误诊治。

（3）根据孕周及病情综合考虑确定治疗方案。

（4）手术中如出现切除子宫的指征，应当机立断，以免延误病情。随着二孩政策的开放，前次剖宫产孕妇越来越多，希望得到产科医师的高度重视。

（胡晶晶）

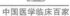
# 031 产后出血合并弥散性血管内凝血 1 例

## 病历摘要

患者，女，42 岁，$G_4P_2$，宫内妊娠 $35^{+5}$ 周。主因"剖宫产术后阴道持续多量流血 5 小时"来我院急诊就诊。于 2013 年 3 月 4 日 21 时因"停经 8 月余，腹痛、心悸、气紧 3 小时"就诊于当地医院，完善检查后考虑"子痫前期重度，胎盘早剥，死胎"收入院，并急诊剖宫产分娩一 2800g 死男婴，过程顺利，查胎盘全部剥离，术中出血 2000ml，输注同型浓缩红细胞 4U，血浆 600ml，并给予补液治疗。术后子宫收缩欠佳，阴道持续多量流血，为暗红色不凝血，约 500ml，考虑弥散性血管内凝血（disseminated intravascular coagulation，DIC）可能。遂给予促进子宫收缩及纠正凝血功能障碍治疗（具体不详），治疗后阴道出血减少。为求进一步治疗，由当地医院护送于今日 2 时 47 分就诊于我院。发病以来，精神、食欲、睡眠可，大便正常，尿液酱油色。既往体健。急诊查体：体温 36.0℃，脉搏 94 次/分，呼吸 22 次/分，血压 128/74mmHg。身高 160cm，体重 80kg；贫血貌，神志清楚，平卧位，对答切题，查体合作。产科检查：外阴婚产型；阴道口见少量血液流出，色暗红，留置尿管开放，呈酱油色尿；宫颈未查；宫底位于脐上一横指，子宫收缩尚可，无压痛。肾功离子检查：尿素氮 15.10mmol/L，肌酐 204.00μmol/L，钾 5.90mmol/L，钠 135.00mmol/L。血细胞分析：白细胞计数 $33.10 \times 10^9$/L，红细胞 $1.80 \times 10^{12}$/L，血红蛋白 57.9g/L，血小板 $151.0 \times 10^9$/L，嗜中性粒细胞百分比 82.30%。凝血系列：凝血酶原时间对照 13.50 秒，部分凝血活酶时间对照 30 秒，凝血酶原时间测定 18.50 秒，纤维蛋白原 2.20g/L，部分凝血活酶时间 34.20 秒。初步诊断：子痫前期重度，胎盘早剥，产后出血（子宫收缩乏力、凝血功能障碍），失血性贫血，DIC，HELLP 综合征，剖宫产术后。入院后给予持续心电监护，监测血糖，子宫按摩，促进子宫收缩；抗感染、输注血浆纠正凝血功能异常，输血纠正失血性贫血；补液、营养、呼吸支持、抑酸、呋塞米利尿保护肾脏；脏器保护，稳定内环境，纠正电解质紊乱，对症支持治疗 2 小时后阴道流血明显减少，心电监护：心率 99 次/分，血压 125/80mmHg。复查血常规：白细胞计数 12.30 × 10⁹/L，血红蛋白 61.1g/L，血小板 76.7 × 10⁹/L，嗜中性粒细胞百分比 93.50%。尿常规：蛋白质（2 +）。生化系列：门冬氨基转移酶 32.00U/L，糖 19.43mmol/L，肌酸激酶同工酶 55.00U/L，乳酸脱氢酶 294.00U/L，羟丁酸脱氢酶 207.00U/L。凝血系列：凝血酶原时间测定 16.00 秒，部分凝血活酶时间：36.40 秒。继续给予促进子宫收缩、解痉，输浓缩红细胞 4U 纠正贫血治疗，2 小时后阴道仍有少量阴道流血。心电监护：心率 110 次/分，血压 130/80mmHg。复查血常规：嗜中性粒细胞百分比 92.50%，血小板 119.0 × 10⁹/L，血红蛋白 56.4g/L，白细胞计数 14.00 × 10⁹/L。生化：尿素氮 5.90mmol/L，肌酐 103.00μmol/L，钾 4.90mmol/L，钠 139.50mmol/L，丙氨酸氨基转移酶 20.00U/L，门冬氨基转移酶 32.00U/L，总蛋白 34.00g/L，白蛋白 16.00g/L。继续给予呋塞米利尿，肾脏保护，补充血容量对症支持治疗，第 2 天仍有阴道流血，约为 360ml，24 小时入量 2391ml，出量 2830ml；体温曾升高达 38.0℃。心电监护：心率 105 次/分，血压 112 ~ 146mmHg/50 ~ 78mmHg。复查血细胞：白细胞计数 20.40 × 10⁹/L，红细胞 1.90 × 10¹²/L，血红蛋白 62.2g/L，血小板 63.0 × 10⁹/L，嗜中性粒细胞百分比 89.60%。生化：谷氨酰转肽酶 11.00U/L，碱性磷酸酯酶

172.00U/L，白蛋白 19.00g/L，总蛋白 32.00g/L，AST/ALT 1.11，门冬氨基转移酶 2011.00U/L，丙氨酸氨基转移酶 1818.00U/L，尿素氮 19.00mmol/L，肌酐 166.00μmol/L，钾 4.26mmol/L，钠 132.10mmol/L。凝血系列：凝血酶原时间对照 13.50 秒，部分凝血活酶时间对照 30 秒，凝血酶原时间测定 16.60 秒，纤维蛋白原 5.24g/L，部分凝血活酶时间 21.50 秒；丙型肝炎病毒 $< 1.0 \times 10^3$ 拷贝/ml。床旁行 TAS 检查提示腹腔内从耻骨联合上缘至脐周可见一个囊实性回声区，约 17.4cm×11.4cm 大小，内伴分隔，向皮下突出；考虑皮下血肿，给予超声定位下穿刺抽血并加压止血，继续纠正贫血及凝血功能，纠正低蛋白血症。第 3 天复查血细胞：白细胞计数 $18.50 \times 10^9$/L，红细胞 $2.31 \times 10^{12}$/L，血红蛋白 71.7g/L，血小板 $85.7 \times 10^9$/L，嗜中性粒细胞百分比 88.10%。肾功离子：尿素氮 16.50mmol/L，肌酐 143.00μmol/L，钾 3.74mmol/L，钠 136.50mmol/L。凝血系列：凝血酶原时间对照 13.50 秒，部分凝血活酶时间对照 30 秒，凝血酶原时间测定 16.70 秒，纤维蛋白原 6.58g/L，部分凝血活酶时间 37.00 秒。继续给予抗感染、纠正贫血、纠正低蛋白血症、纠正凝血、对症支持治疗。3 月 10 日复查血细胞：白细胞计数 $16.10 \times 10^9$/L，红细胞 $3.30 \times 10^{12}$/L，血红蛋白 106.0g/L。患者病情平稳，继续抗感染，加强营养，对症支持治疗并定期腹部切口换药等治疗后好转出院。

## 病例分析

产后出血（postpartum hemorrhage，PPH）是指胎儿娩出后 24 小时内，阴道分娩者出血量 ≥500ml，剖宫产者 ≥1000ml。为分娩期严重并发症，居我国孕产妇死亡原因的首位。其主要原因有子宫收缩乏力、胎盘因素、软产道裂伤及凝血功能障碍，这些原因可共存、相互影响或互为因果。主要临床表现为：阴道流血过多，继发失血性休克、贫血及易于发生感染。DIC 是一种继发的、以广泛微血栓形成引发的以凝血功能障碍为主要特征的全身性病理过程。由于某些致病因子的作用，凝血因子和血小板被激活，大量促凝物质入血，凝血酶增加，微循环中形成广泛的微血栓，由此消耗了大量凝血因子和血小板，同时因继发性纤维蛋白溶解亢进，导致患者出现出血、休克、器官功能障碍和溶血性贫血等危重的临床综合征，病势凶险，死亡率高。导致 DIC 发生的产科常见病因有羊水栓塞、胎盘早剥、宫内死胎滞留等，DIC 的临床表现复杂多变，但主要变化可归纳为出血、休克、器官功能障碍和贫血。

此患者有胎盘早剥、死胎的病史，剖宫产术中出血达 2000ml，大量出血本身会导致患者休克，血红蛋白最低达 56.4g/L，血浆外渗、血液黏度增加、血流淤滞，甚至成淤积状，加重微循环功能障碍，导致器官功能障碍和失血性贫血。故此患者术中积极给予输浓缩红细胞和血浆，并给予缩宫治疗减少出血。转入我院后继续给予积极的输血和血浆治疗，纠正贫血，缓解微循环障碍，打断 DIC 的恶性循环。反复输血后血红蛋白上升不明显，考虑有腹壁血肿，经积极穿刺抽血并加压止血，并继续输血纠正贫血及凝血功能，白蛋白最低达 16g/L，经积极的纠正低蛋白血症治疗后明显上升，后患者出现少尿和酱油尿，给予呋塞米保护肾功能，患者出现恶心、呕吐，给予抑酸和保护胃黏膜等治疗，终于使得患者转危为安。

## 病例点评

产后出血若短时间内大量失血可迅速发生失血性休克，严重者危及产妇生命。休克时间长者可引起脑垂体缺血坏死，继发严重的腺垂体功能减退即席汉综合征。而并发 DIC 者更易加重失血性休克引起产妇死亡。因此在产后出血诊断确立后同时要注意凝血机制的检查，以便及早发现 DIC 的存在。预防和终止 DIC 的关键是阻断内外源性促凝物质的来源，如积极有效的控制感染，尽早娩出胎儿、胎盘和清宫、抗休克，甚至切除子宫。并需注意易诱发 DIC 的疾病：如胎盘早剥、胎死宫内、感染性流产、出血性休克等。同时注意防止酸中毒，改善缺氧，预防溶血。防止 DIC 的先决条件是改善微循环的灌流量，首先应补充血容量，保持微循环通畅；其次应注意纠正水、电解质、酸碱平衡失调，避免应用促凝药物。

产后出血合并 DIC 多为急性失血引起，病情发展迅速，高凝期往往不明显而迅速进入消耗性低凝期及纤溶亢进期。因此当患者出现出血不止，血液不凝甚至缝合针眼有不凝血流出时，补充凝血因子至关重要，必要时可同时补充适量纤维蛋白原或血小板以协助止血。可开放多路静脉通道，其一用于连续静脉滴注凝血酶原复合物400U，观察 5~6 分钟，若仍无血凝块，可继续应用至 2400~3000U。或检查纤维蛋白原及血小板，当出现明显减低时可给予相应的补充，可加速止血，减少凝血酶原复合物的用量。随着病因的去除，血容量的补充等处理，患者病情渐趋稳定。

此患者有胎盘早剥和胎死宫内等诱发 DIC 的病因，虽然积极处理，但术中仍然出现了大出血，导致出血性休克和 DIC 的发生，术中医师在积极手术止血的同时给予输注浓缩红细胞和血浆以补充血容量，保持微循环通畅，避免 DIC 的恶性循环，并经多学科医师的努力挽救了患者的生命。故在处理 DIC 时除积极去除病因、输血、改善微循环、纠正酸碱水电解质平衡紊乱等处理的同时，应重视凝血酶原复合物等凝血因子的补充，效果多较为满意。

（王跃红）

# 032 子宫破裂1例

## 病历摘要

患者，女，31岁，$G_2P_0$，宫内妊娠 $36^{+6}$ 周。停经9月余，发现血小板减少5月余，于2016年9月7日19时来院急诊。平素月经规律，7/23~24天，量少，痛经（＋）；末次月经2015年12月22日，预产期2016年9月29日。停经后无明显恶心、呕吐等早孕反应。孕早期无病毒感染、有害物质及放射性物质接触史。孕4月余自觉胎动，活动至今，规律产检，行糖筛及唐氏筛查未见异常。2016年4月15日于当地社区服务站产检行血常规检查示血小板 $64 \times 10^9$/L，无任何不适和阳性体征，未在意。2016年9月2日就诊于当地医院，再次复查血常规，血小板为 $56 \times 10^9$/L，建议转上级医院。患者当时未立即转院，于9月7日8时出现不规律腹憋，无阴道流血、流水，急诊入我院，急查血红蛋白107g/L，血小板 $73 \times 10^9$/L，遂收住院。患者于2004年因意外致肱骨骨折，自然流产1次。查体：体温36.5℃，脉搏72次/分，呼吸20次/分，血压112/81mmHg，身高155cm，体重54kg。一般情况可，心肺（－），腹部妊娠型，宫高36cm，腹围88cm，胎方位：左枕前，胎先露：头，浮，胎心141次/分。宫缩不规律，无破膜，无阴道流血，骨盆外测量未见明显异常，胎儿估重2800g，外院B超示宫内晚期妊娠，单活胎，羊水过少。入院诊断：宫内妊娠 $36^{+6}$ 周，左枕前，先兆早产，羊水过少，妊娠合并血小板减少，妊娠合并轻度贫血。入院后第2天查房时感下腹疼痛，持续性，能忍受，查体：生命体征平稳，有弱的不规律宫缩，胎心监护示胎心基线150次/分，变异可，无阴道流水及流血。急诊行 B 超检查胎头位于下方，双顶径 86.4mm，头围 294.6mm，股骨长 71.8mm，腹围 322.3mm。胎儿胎动均可见，胎心率 150 次/分，羊水只在右下象限，为 21.2mm，S/D 1.9。孕妇子宫右侧壁底部可见一回声失落区，最宽处约 25.9mm，此处可见一囊性膨出物，约 64.9mm×62.5mm 大小，周围可见完整包膜，其内可见脐带回声，B 超提示宫内孕，单活胎，羊水量过少，孕妇子宫破裂可能（图23）。结合患者体征，诊断：宫内妊娠 37 周，枕左前，羊水过少，妊娠合并血小板减少，妊娠合并轻度贫血。立即行子宫下段剖宫产术，术中见右侧宫角处可见一 2.5cm×2.0cm 破口，可见一 7.0cm×6.0cm 大小羊膜囊膨出，破口处未见明显活动性出血，像一个陈旧性破口。行子宫下段剖宫产 + 子宫破口修补术，手术顺利。患者恢复良好，于术后 7 天出院。

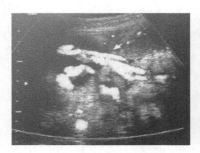 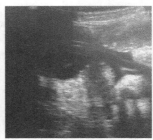

图 23　B 超检查

## 病例分析

　　子宫破裂是指在分娩期或妊娠晚期子宫体部或子宫下段发生破裂，是产科直接危及母儿生命的极严重的并发症，应尽量避免发生。在发达国家，子宫破裂已罕见，故孕产妇因此而死亡者罕见。但曾有子宫手术史的女性，如剖宫产、子宫肌瘤剔除术等，子宫破裂的发生风险明显增高。胎儿是否能存活取决于子宫破裂是否能及时发现及果断处理。

近年来，由于我国较高的剖宫产率及育龄期女性腹腔镜下子宫肌瘤剔除术的广泛开展，尤其随着我国二胎政策的全面放开，瘢痕子宫妊娠的数量势必会明显增多，而其导致的相关问题，如胎盘植入及瘢痕子宫破裂等，将给产科工作者带来更大的挑战。

1. 子宫破裂发病原因。①瘢痕子宫；②先露部下降受阻；③子宫收缩药物使用不当；④产科手术损伤；⑤其他。

2. 子宫破裂分类。

2.1　按破裂原因分类。①自发性子宫破裂。多发生于产前，常见于瘢痕子宫和子宫发育不良如双角子宫等。②创伤性子宫破裂。多发生于产时。

2.2　按破裂发生时间分类。①妊娠期子宫破裂。常见于瘢痕子宫和子宫发育不良。②分娩期子宫破裂。多见于经产妇，原因多为梗阻性难产或手术创伤或缩宫素（催产素）使用不当，多数子宫破裂发生于该时期。

2.3　按子宫破裂的部位分类。①子宫体部破裂。多见于宫体部瘢痕，胎盘植入和子宫发育不良。②子宫下段破裂。多见于梗阻性难产，不恰当的阴道助产导致子宫颈裂伤并上延。

2.4　按子宫破裂程度分类。①完全性子宫破裂。子宫壁全层裂开，子宫腔与腹腔相通，胎儿和胎盘可嵌顿于子宫破裂口处，也可以进入腹腔，如果胎龄较小，胎盘、羊膜囊包裹胎儿完全进入腹腔。②不完全子宫破裂。子宫肌壁部分或全层破裂，浆膜层完整。常见子宫下段破裂，形成阔韧带内血肿，又称阔韧带内子宫破裂。

3. 子宫破裂临床表现。

3.1　先兆子宫破裂。①产妇烦躁不安和下腹疼痛，排尿困难、血尿及少量阴道出血。②体格检查，心率、呼吸加快，子宫收缩频繁，子宫下段拒按，菲薄的子宫下段与增厚的子宫体之间出现一凹陷，称为病理性缩复环，并逐渐上移，可达脐平或脐上，整个子宫为葫芦形，子宫下段隆起，压痛明显，子宫圆韧带极度紧张，可明显触及并有压痛。③由于胎头压迫，膀胱受压充血，小便常不能自解，出现排尿困难及血尿。④宫缩过强、过频，胎儿触不清，胎动频繁，胎心加快或减慢，胎心监护出现重度变异或晚期减速，胎心率改变或听不清。

3.2　子宫破裂。

（1）不完全破裂。缺乏先兆破裂症状，仅在不全破裂处有明显压痛。子宫肌层部分或全部裂开而浆膜层仍保持完整，子宫腔与腹腔不通，胎儿仍留在宫腔内。若裂口在子宫侧壁下段，可于阔韧带两叶间形成血肿，若子宫动脉被撕裂，可引起严重腹膜外出血和休克。腹部检查子宫仍保持原有外形，破裂后压痛明显，并可在腹部一侧触及逐渐增大的血肿。阔韧带血肿亦可向上延伸而成为腹膜后血肿。若出血不止，血肿可穿破浆膜层，形成完全性子宫破裂。

（2）完全破裂。下腹有撕裂样剧痛，子宫收缩停止或消失，腹痛稍缓和后出现全腹持续性疼痛。子宫壁全层裂开，羊水、胎盘及胎儿的一部分或全部被挤入腹腔。发生破裂时，产妇突感腹部撕裂样剧痛，然后阵缩停止，腹痛骤然减轻。不久，随着羊水、胎儿、血液进入腹腔，出现持续性全腹疼痛，产妇出现面色苍白、出冷汗、呼吸浅表、脉细数、血压下降等休克症状体征，阴道可能有鲜血流出，量可多可少。拨露、下降中的胎先露部消失，扩张的宫口回缩，子宫前壁破裂时裂口可向前延伸致膀胱破裂。腹部检查全腹有压痛及反跳痛，在腹壁下可清楚地触及胎儿肢体，胎心音消失，子宫外形触摸不清，有时在胎体的一侧可扪及缩小的宫体，若腹腔内出血多，可叩出移动性浊音。阴道检查可发现胎先露上升，宫口

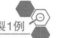

缩小，有时可在宫腔内扪及破裂口。瘢痕子宫导致的子宫破裂虽可发生在妊娠后期，但多数在临产后，一般先兆不明显，仅有轻微腹痛，子宫瘢痕处有压痛，此时要警惕可能亦有瘢痕裂开，但因胎膜尚未破裂，故胎位可摸清，胎心好，如能及时发现并进行处理，母婴预后好。由于症状轻，易被忽视。当裂口扩大，羊水、胎儿和血液进入腹腔才有类似完全破裂的症状和体征出现，但无撕裂样疼痛。有的瘢痕破裂出血很少，产妇除感到阵缩停止，胎动消失外，无其他不适，待2～3天后可出现腹胀、腹痛等腹膜炎症状。应用缩宫素不当所致的子宫破裂，在用药后子宫强烈收缩，突感撕裂样腹痛，腹部检查有子宫破裂的。

4. 诊断依据。①前次剖宫产史、子宫下段压痛、胎心异常，胎先露上升，宫颈口缩小。②腹腔穿刺或后穹隆穿刺，可明确腹腔内有无出血，腹部叩诊移动性浊音阳性，结合病史，体征多可诊断，就不必进行此项检查。③B超检查，可协助诊断子宫有无破裂及其破裂部位，可疑病例时可行此项检查。

5. 鉴别诊断。①胎盘早剥；②难产并发宫内感染；③妊娠期急性胰腺炎临产。

6. 治疗。

6.1 治疗原则。早诊断，早手术，早输血。

6.2 治疗方法。①术前准备。明确为先兆子宫破裂，立即肌肉注射哌替啶100mg，或静脉全身麻醉，尽快剖宫产，并做好抢救新生儿的准备。②手术治疗。子宫已破裂者，胎儿多已死亡。手术应据破裂时间长短，子宫裂口整齐与否，有无感染，以及当时当地条件，决定行修补术，还是次全子宫或全子宫切除术。破口整齐、时间短、无感染及全身情况差者行修补术；破口大、不整齐、有感染者行子宫次全切除术；破口大，裂伤超过宫颈者行子宫全切。

6.3　子宫破裂的手术治疗。①子宫破裂时间在 12 小时以内，裂口边缘整齐，无明显感染，需保留生育功能者，可考虑修补缝合破口。②破裂口较大或撕裂不整齐且有感染可能者，考虑行子宫次全切除术。③子宫裂口不仅在下段，且自下段延及宫颈口者考虑行子宫全切术。④前次剖宫产瘢痕裂开，包括子宫体或子宫下段的，如产妇已有活婴，应行裂口缝合术，同时行双侧输卵管结扎术。⑤在阔韧带内有巨大血肿存在时，为避免损伤周围脏器，必须打开阔韧带，游离子宫动脉的上行支及其伴随静脉，将输尿管与膀胱从将要钳扎的组织中推开，以避免损伤。如术时仍有活跃出血，可先行同侧髂内动脉结扎术以控制出血。⑥开腹探查时除注意子宫破裂的部位外，应仔细检查膀胱、输尿管、宫颈和阴道，如发现有损伤，应同时行这些脏器的修补术。⑦个别被忽略的、产程长、感染严重的病例，为抢救产妇生命，应尽量缩短手术时间，手术宜尽量简单、迅速，达到止血目的。能否做全子宫切除或次全子宫切除术或仅裂口缝合术加双侧输卵管结扎术，须视具体情况而定。术前术后应使用大剂量有效抗菌药物防治感染。⑧子宫破裂已发生休克者，应尽可能就地抢救，以避免因搬运而加重休克与出血。但如限于当地条件必须转院时，也应在大量输液、输血抗休克条件下以及腹部包扎后再行转运。⑨术后治疗。采用大量广谱抗菌药物治疗。⑩严重休克者，应就地抢救，需转院者，应输血输液，包扎腹部后方可转送。

7. 预防。①做好产前检查。②了解前次剖宫产切口情况。③严密观察产程进展。④严格掌握缩宫剂应用指征。⑤正确掌握产科手术助产的指征及操作常规。

8. 妊娠期瘢痕子宫破裂的发生率及影响因素。剖宫产术后瘢痕子宫患者妊娠期间子宫破裂发生率的影响因素有以下几方面。

8.1　剖宫产术后。

（1）前次剖宫产的类型及手术的孕周。前次剖宫产为子宫下段横切口剖宫产者，子宫破裂的发生率明显低于子宫下段纵切口者，亦明显低于子宫体部纵切口者；前次为未足月剖宫产者，与前次为足月剖宫产者相比，再次妊娠时子宫破裂的风险明显增加。

（2）剖宫产术后再次妊娠的时间间隔。剖宫产术后子宫平滑肌的修复需要一定的时间。MRI及宫腔镜检查发现，剖宫产术后6～12个月子宫切口的瘢痕仍未完全修复。若剖宫产术后再次妊娠时间间隔过短，子宫破裂的发生风险将增加。目前认为，如果此次妊娠距前次剖宫产间隔时间＜6个月，将增加子宫破裂的发生风险；若间隔6～18个月，则不增加子宫破裂的发生风险。

（3）其他影响因素。孕妇年龄大、过期妊娠、胎儿体重＞4000g、前次手术为单层子宫缝合、前次剖宫产为产程中剖宫产、本次妊娠引产时宫颈不成熟均会增加子宫破裂的风险。如果患者曾有阴道分娩史，可明显降低子宫破裂的风险。

8.2　子宫肌瘤剔除术后。一般认为，子宫肌瘤剔除术的术式会影响再次妊娠时子宫破裂的风险。行开腹子宫肌瘤剔除术的患者，后续妊娠中子宫破裂的风险低于行腹腔镜子宫肌瘤剔除术后的患者。同时，子宫肌瘤剔除术中术者的缝合技巧及止血方式对后续妊娠的风险也有较大影响。如果子宫肌瘤剔除术中进行了严密的缝合，且术后患者恢复良好，其妊娠及分娩期发生子宫破裂的风险与剖宫产术后瘢痕子宫的患者相近，但更应警惕分娩发动前自发性子宫破裂的风险。

8.3　输卵管切除术后。子宫角处解剖结构较为特殊，在行腹腔镜下输卵管切除术时，如果术者直接进行间质部切除电凝止血而不进行缝合，将造成子宫局部明显薄弱，进而可能增加后续妊娠发生子宫破裂的风险。

9. 瘢痕子宫患者再次妊娠子宫破裂的预测。目前最常用的方法为超声测量子宫下段原剖宫产瘢痕处的肌层厚度，尚无确切的产前超声测量子宫下段肌层厚度的阈值以预测子宫破裂的发生风险。目前，对于存在剖宫产瘢痕憩室的患者尚无统一的妊娠期处理意见。对曾行子宫肌瘤剔除术的患者，可以于孕晚期应用三维多普勒超声来评估瘢痕处血管灌注和伤口愈合情况，如超声发现子宫瘢痕处出现缺陷，应考虑先兆子宫破裂。但该方法在临床工作中尚存在诸多限制而无法广泛应用。

10. 子宫肌瘤剔除术后患者的分娩方式及分娩时机选择。如果前次子宫肌瘤剔除术时发现肌瘤穿透宫腔或接近穿透宫腔，或剔除的肌瘤数量较多，子宫肌层的损伤较大，则应在分娩发动前行择期剖宫产术分娩。美国妇产科医师学会推荐：曾行子宫肌瘤剔除术的患者，择期剖宫产手术的时间建议为孕 37～39 周；但如果前次子宫肌瘤巨大，对子宫肌层造成较大损伤者，可以于孕 36 周考虑剖宫产分娩。如果剔除的是肌壁间肌瘤，并且对子宫肌层损伤较小，可以在密切的胎心监测下进行阴道试产，试产过程中，应做好随时进行紧急剖宫产的准备。

11. 子宫破裂的临床表现及评价方法。子宫破裂的表现主要为胎心率异常、阴道出血、突然发生的腹痛及子宫收缩异常。发生先兆子宫破裂时，最常见的胎心异常为心动过缓，或者胎心减速后持续心动过缓。需要强调的是，子宫破裂导致的腹腔内出血可以使母体迅速发生血流动力学变化，而阴道出血通常不明显，因为子宫破裂的患者即使已有明显腹腔内出血，通常也不会出现明显阴道出血。此外，子宫破裂导致的腹痛可能被产程中的阵痛所掩盖。鉴于瘢痕子宫患者分娩期发生子宫破裂通常首先表现为胎心率异常，应强调对此部分患者分娩期持续胎心监护的重要性。对各种类型的瘢痕子宫而言，在分娩发动前出现自发性子宫破裂的风险均较低，但如果临床高度可疑子宫不全破裂，并且产妇及胎儿情况稳定，可进行超声及 MRI 等影像学检查，以明确子宫不全破裂的诊断。

12. 子宫破裂的临床处理。瘢痕子宫患者，如果妊娠期及分娩期考虑子宫完全破裂，应立即行剖宫产术结束分娩。胎儿的预后通常取决于子宫破裂后胎盘剥离的程度，因此即使干预及时，也不能完全避免新生儿不良预后的发生。

子宫破裂的患者是否保留子宫应视情况而定。首先需考虑患者的生命安全。如果患者血流动力学不稳定，子宫破裂出血明显，应尽早切除子宫，挽救生命。保守性手术的目的在于修补子宫，控制出血，及时发现其他继发损伤，改善近期预后，并降低远期妊娠并发症的发生风险。由于子宫破裂患者的病情复杂，并可能存在继发性损伤，手术应选择腹部纵切口以便于全面探查盆腹腔情况。在判断是否需要进行子宫切除时，还应考虑其他多方面的因素，如患者对后续妊娠的意愿、子宫损伤的程度、血流动力学情况、麻醉满意度以及手术医师修补损伤的经验等。

13. 子宫破裂修补术后再次妊娠子宫破裂的风险。子宫破裂修补术后患者再次妊娠的经验多来自一些小样本研究报道。文献报道曾进行过子宫破裂修补的患者，再次妊娠子宫破裂风险的差异很大。如果第 1 次子宫破裂的范围累及宫底，则再次妊娠时子宫破裂的风险将明显增高。曾进行过子宫破裂修补术的患者，再次妊娠时子宫破裂可能发生于孕中期，并且很难预知。为降低再破裂的风险，建议在临产前行择期剖宫产术，但对其择期剖宫产的时机尚无明确的建议。部分学者建议孕 34 ~ 35 周时进行羊膜腔穿刺评价胎儿肺成熟情况。如果胎肺已成熟，则进行剖宫产分娩；如果胎肺成熟证据不足，可进行促胎肺成熟或期待至孕 37 周再行剖宫产分娩。

如果前次破裂为子宫下段，分娩发动前子宫破裂的风险一般很低，因此建议孕 37 周择期行剖宫产分娩。如果患者在待产过程中出现可疑子宫破裂的相关症状及体征，应进行紧急剖宫产，其处理流程与初次子宫破裂一致。

## 病例点评

目前瘢痕子宫再妊娠者不仅在数量上大大增加，其复杂性也日益提高，临床表现日趋多样化。因目前尚不能对瘢痕子宫患者妊娠期子宫破裂的发生进行预测，临床还应致力于降低初次剖宫产的比例，同时严格掌握育龄期女性子宫肌瘤剔除术的手术指征，并提高手术技巧。与此同时，不仅要对剖宫产瘢痕子宫妊娠期间子宫破裂继续保持警惕性，还应重视其他类型瘢痕子宫的破裂风险，针对患者的具体情况制定个体化的分娩方案，以早期识别和处理子宫破裂，改善母儿预后。

此患者术前诊断明确，有急诊剖宫产指征，术中诊断与术前一致，患者系自发性完全子宫破裂。手术及时效果好，回顾患者的病史、症状、体征及辅助检查，结合术中所见，不排除患者隐瞒病史的可能性，即有宫腔操作史。患者系瘢痕子宫，而非子宫畸形，妊娠前未发现，下级医院对患者的 B 超检查有疏漏或不明确之处。通过我院 B 超的提示不排除子宫破裂，故及时给予正确及时的处理，成功挽救了母儿生命。故每次接诊患者仔细认真采集病史非常重要。患者术后应严格避孕 2 年，再次妊娠后定期复查子宫下段及右侧宫底部肌层厚度及延续性。若妊娠后腹痛应及时就诊。

（刘慧强）

# 033　脐带脱垂1例

## 病历摘要

　　患者，女，42岁，$G_3P_1$。因"停经8月余，阴道流水伴不规律下腹憋2小时"步行入院。患者于2018年3月30日零点出现少量阴道流水，色清，无异味，伴不规律下腹憋，急诊入我科。患者末次月经2017年7月19日，预产期2018年4月26日，单胎，孕期行规律产前检查，唐氏筛查提示临界风险，糖筛未见明显异常。入院查体：患者体温、脉搏、呼吸、血压均正常。产科检查：宫高32cm，腹围106cm，胎心132次/分，宫缩10″/10′，羊水清，骨盆外测量未见明显异常。消毒后内诊：宫口开大2cm，于宫颈口处可触及条索样物，有搏动感。持续胎心监护示胎心基线160次/分，可见重度变异减速，最低至60次/分，2分钟可恢复正常（图24）。入院诊断：脐带脱垂，胎儿窘迫？胎膜早破，$G_3P_1$，宫内妊娠$36^{+1}$周，早产临产。入院后立即给予头低臀高位，完善相关检查，考虑系"脐带脱垂、胎儿窘迫"，短时间内无法经阴道分娩，遂急诊行子宫下段剖宫产术，分娩一活女婴，胎儿体重2020g，Apgar评分1分钟8分，2分钟9分，因新生儿系早产儿、低体重儿，遂转外院新生儿科治疗，产妇病情平稳，术后3天患者痊愈出院。

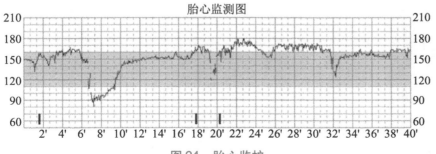

图24　胎心监护

## 病例分析

　　脐带脱垂是在胎膜破裂的情况下，脐带脱至子宫颈外，位于胎先露一侧（隐性脐带脱垂）或越过胎先露（显性脐带脱垂），是产科急症之一，也是导致围产儿死亡的重要原因，发生率为0.4%～10%，围产儿死亡率可达5%～10%。导致脐带脱垂的主要原因包括胎位不正、头盆不称、先露高浮、多次分娩、胎膜早破、羊水过多、产科干预等因素，其导致的胎儿不良结局包括早产、新生儿窒息甚至新生儿死亡。

　　英国皇家妇产科医师学会出版的《脐带脱垂指南》中指出，引起脐带脱垂的相关风险因素主要包括两方面：①一般因素，经产妇胎儿出生体重低（＜2500g）、早产（＜37周）、胎儿先天畸形、臀先露、胎产式不正（包括横产式、斜产式及胎儿位置不稳定）、双胎妊娠之第2个胎儿、羊水过多、胎先露未衔接、胎盘低置。②产科干预因素，胎先露位置较高时进行人工破膜、胎膜破裂后进行阴道操作、外倒转术（在分娩过程中）、内倒转术、药物性引产、子宫内压力传感器的放置、使用大型号球囊导管的引产术。此患者系经产妇，胎膜早破且胎先露未衔接，具有发生脐带脱垂的高危因素。

　　脐带脱垂一旦诊断，应及时正确处理。若脐带血流受阻在5分钟之内即得到缓解，胎儿可不受影响；若超过5分钟可致胎儿中枢神经受损或胎儿死亡。因此发生脐带脱垂时，应根据宫口开大程度、胎先露情况等综合分析决定分娩方式。指南推荐：①如果不能很快阴道分娩，建议选择剖宫产，以防胎儿发生缺氧性酸中毒。②如果被确诊为脐带脱垂，且存在可疑性或病理性胎心率异常，应列为"Ⅰ类剖宫产"，争取在30分钟内娩出胎儿。③孕妇确诊发生脐带脱垂，胎心率正常，但是必须行持续性胎心率监测，应列为"Ⅱ类剖宫产"，如果胎心率或宫缩异常，则应考虑将Ⅱ类剖宫产改为Ⅰ类剖宫产。④应与麻醉医师商讨最适宜的麻醉方式，尽量与经验丰富的麻醉医师讨论后进行局部麻醉。⑤如果宫口开全，预计可以快速、安全阴道分娩者，可尝试阴道分娩，但是必须使用标准规范的技术，注意尽量防止对脐带的压迫。⑥在一些特殊情况下（例如对双胞胎第2个胎儿进行内倒转术后）建议使用臀牵引术。⑦建议有非常熟悉新生儿复苏操作的医务人员参与整个分娩过程。⑧采集配对脐血样本进行 pH 及剩余碱测定。此患者宫口未开全，且存在病理性胎心率异常，列为"Ⅰ类剖宫产"，因此急诊行子宫下段剖宫产术。

## 病例点评

1. 该患者在阴道流水伴不规律下腹憋2小时后及时就医进行内诊，得到及时诊断和手术治疗，并取得良好疗效。

2. 对于脐带脱垂患者，早期诊断是关键，当然还需要团队的快速配合以及平时的训练有素，因此提高医护人员的应急处理能力及应急协助能力，加强医护人员对脐带脱垂并发症的认识、预防以及抢救能力，则显得尤为重要。如患者出现了胎动减少，甚至胎心消失，则耽误了病情，胎儿会因为不可逆的中枢神经受损而导致严重后果，甚至死亡。

3. 脐带脱垂一经诊断，应及时正确处理，对于不能很快阴道分娩者，应及时进行剖宫产，以防胎儿发生缺氧性酸中毒，甚至死亡。这样的病例在临床上屡见不鲜，希望得到妇产科医师的高度重视。

（侯勇丽）

笔记

# 034. 阴道分娩后羊水栓塞1例

## 病历摘要

患者，女，27岁。于2016年5月12日9时37分在某省妇幼保健院行阴道自然分娩，胎儿胎盘娩出后缝合会阴侧切口过程中突然出现呼吸困难、全身发抖、口唇紫绀，快速检测血氧饱和度67%，血压74/64mmHg，阴道持续出血，淡红色、稀薄、不凝；立即给予面罩吸氧、开放液路、促进子宫收缩、维持血流动力学稳定、解除肺动脉高压（罂粟碱60mg静脉注射）、配输成分血（浓红4U、血浆400ml、冷沉淀2U）等治疗。约1小时后血压及血氧饱和度恢复正常，但阴道仍持续出血，予吸氧、抗过敏、抗休克、止血、纠正水电解质紊乱、大量输注成分血（浓红6U、血浆800ml、冷沉淀4U）及预防感染等对症支持治疗，13时合计阴道出血3000ml。化验血常规：白细胞计数$21.4 \times 10^9$/L，中性粒细胞百分比93.1%，Hb 86g/L，PLT $102 \times 10^9$/L；凝血检查：PT 24.7秒，PT（%）29.4%，INR 2.19，纤维蛋白原0.00g/L，APTT 52.6秒，TT 61.6秒，抗凝血酶Ⅲ活性59.1%，D-二聚体174.3mg/L，FDP 548.73μg/ml；血气分析：pH 7.26，氧分压44.7mmHg，二氧化碳分压32.1mmHg；肝功能：白蛋白29.6g/L，总胆红素47.9μmol/L，结合胆红素21.5μmol/L，非结合胆红素26.4μmol/L；肾功能：肌酐75μmol/L，二氧化碳结合力15.2mmol/L；离子：钠130.9mmol/L。该医院考虑"羊水栓塞，DIC"急诊行子宫全切术，术后急诊转入我院ICU治疗。

[**入院查体**]　体温36.8℃，脉搏96次/分，呼吸20次/分，血

压 113/66mmHg，阴道少量流血，神清语利，全身皮肤、黏膜无出血点，无口唇发绀，双肺呼吸音清，未闻及干湿性啰音，心率 96 次/分，律齐，心脏各瓣膜区未闻及病理性杂音。入院后给予抗休克、抗感染、配输浓红 6U、抑酸、扩容等对症支持治疗。

[复查血常规]　白细胞计数 35.84 × 10$^9$/L，中性粒细胞百分比 91.91%，Hb 117.1g/L，PLT 108.3 × 10$^9$/L；凝血功能正常，抗凝血酶活性 60.3%，D-二聚体 4.36mg/L，FDP 37.8μg/ml；肾功能：肌酐 68μmol/L，二氧化碳结合力 29mmol/L；离子：钾 2.9mmol/L；心肺四项：肌红蛋白 107.82ng/ml；超敏肌钙蛋白 0.3ng/ml；肝功能：AST 37.7U/L，白蛋白 29.9g/L。

2016 年 5 月 14 日入院后第 2 天，患者精神、睡眠可，禁饮食，查体：体温 36.4℃，脉搏 87 次/分，呼吸 20 次/分，血压 110/62mmHg；复查血常规：白细胞计数 22.47 × 10$^9$/L，中性粒细胞百分比 92.59%，Hb 113.7g/L，PLT 136.1 × 10$^9$/L；肾功能、离子及凝血系列大致正常，患者病情平稳，转入妇幼保健院继续治疗后病愈出院。

## 病例分析

羊水栓塞（amniotic fluid embolism，AFE）是妊娠期特有的罕见并发症，可以导致母儿死亡等灾难性后果。由于病例散发、少发，目前对其诊断标准还缺乏确切的共识。羊水成分进入母体循环是 AFE 发生的先决条件，高龄初产、经产妇、宫颈裂伤、子宫破裂、羊水过多、多胎妊娠、子宫收缩过强、急产、胎膜早破、前置胎盘、剖宫产和刮宫术等可能是羊水栓塞的诱发因素。

可能发生的病理生理变化有：①羊水中抗原成分引起Ⅰ型变态

反应；②羊水中的有形物质形成小栓子及其刺激肺组织产生和释放血管活性物质，使肺血管反射性痉挛，致使肺动脉高压；③羊水栓塞所致的炎性介质系统的突然激活，引起类似于全身炎症反应综合征；④羊水中含大量促凝物质类似于组织凝血活酶，进入母血后易在血管内产生大量的微血栓，消耗大量凝血因子及纤维蛋白原，同时炎症介质和内源性儿茶酚胺大量释放，触发凝血级联反应，导致DIC。

AFE典型的临床表现以骤然出现的低氧血症、低血压（血压与失血量不符）和凝血功能障碍为特征。AFE临床表现的3个阶段：在初始阶段，短暂的肺和系统性高血压引起通气-灌注不匹配引起缺氧，花生四烯酸代谢物的释放引发血管痉挛，引起急性心血管改变，肺血管收缩加重肺动脉高压，进一步引起右心衰竭；在第2阶段，左心室功能下降，导致急性肺水肿；第3阶段的特征是心力衰竭、呼吸窘迫恶化和凝血功能障碍。30%~40%的患者会出现非特异性的前驱症状，如呼吸急促、胸痛、憋气、寒战、呛咳、头晕、乏力、心慌、恶心、呕吐、麻木、针刺样感觉、焦虑、烦躁和濒死感，胎心减速、胎心基线变异消失等，重视前驱症状有助于及时识别AFE。有些AFE的临床表现不典型，仅出现低血压、心率失常、呼吸短促、抽搐、急性胎儿窘迫、心脏骤停、产后出血、凝血功能障碍或典型AFE的前驱症状。

AFE应基于诱发因素及临床表现进行诊断，属于排除性诊断，在国际上缺乏对AFE的统一诊断标准和有效的实验室诊断依据。常用的诊断依据是：①出现血压骤降或心脏骤停；急性缺氧，如呼吸困难、发绀或呼吸停止；凝血功能障碍或无法解释的严重出血3种临床表现之一。②临床表现发生在阴道分娩、剖宫产、刮宫术或产后短时间内（多数发生在产后30分钟内）。③以上临床表现不能用其他疾病来解释。

成功管理 AFE 的关键是及时识别、快速复苏和分娩，当怀疑 AFE 时，无论护理环境如何，快速、协调、协作、多学科的反应至关重要。

AFE 处理主要有以下几方面：①保持气道通畅，尽早实施面罩吸氧、气管插管或人工辅助呼吸以维持氧供；②维持血流动力学稳定，解除肺动脉高压，维持血压保持重要脏器有效灌注，避免过度输液；③抗过敏，基于临床实践的经验，早期使用大剂量糖皮质激素或有价值；④纠正凝血功能障碍：积极处理产后出血，及时补充凝血因子包括大量的新鲜血、血浆、冷沉淀、纤维蛋白原等，必要时应用氨甲环酸，不推荐肝素治疗；⑤全面监测；⑥AFE 发生于分娩前时立即终止妊娠，心脏骤停者立即心肺复苏，出血凝血功能障碍时果断快速切除子宫；⑦器官功能受损的对症支持治疗。

本病例特点：①患者于分娩后短时间内突然出现低氧血症、低血压、DIC 等症状，首先考虑临床 AFE，遂立即组织包括产科、麻醉科、重症医学科、检验科及输血科在内的多学科协作团队，进行快速有效的抢救，保证通气和氧合支持、维持循环动力学稳定、纠正凝血功能障碍、及时行子宫全切术，是 AFE 患者抢救成功的关键；②患者行子宫全切术后转入重症医学科进一步治疗，以维持水电解质平衡、抗感染治疗，避免多脏器功能障碍，如出现肝肾功能障碍，必要时行血液透析或血浆置换术；③AFE 初始阶段由于肺动脉高压，表现为右心功能不全，在纠正水电解质紊乱及扩容时一定要注意限制液体入量，否则很容易引起左心衰、肺水肿。

### 病例点评

AFE 是由于羊水进入母体循环，而引起的肺动脉高压、低氧血症、循环衰竭、DIC 以及多器官功能衰竭等一系列病理生理变化的过程。其病因不明，可能与下列因素有关：羊膜腔内压力过高、血窦开放、胎膜破裂等，羊水栓塞 70% 发生在阴道分娩时，19% 发生在剖宫产时，大多发生在分娩前 2 小时至产后 30 分钟之间，极少发生在中孕引产、羊膜腔穿刺术中和外伤时。以起病急骤、病情凶险、难以预料、死亡率高为临床特点，是极其严重的分娩期并发症。发病率为 1.9/10 万 ~ 7.7/10 万，死亡率 19% ~ 86%。

作为临床医师，必须牢牢掌握羊水栓塞的临床诊断及处理方法，尽可能提高对羊水栓塞患者的早期诊断率和建立适当的支持治疗，特别是强调多学科快速反应团队建设在羊水栓塞抢救中的重要地位，其是此类孕产妇及围生儿能够获得良好妊娠结局的关键所在。

### 参考文献

1. Pacheco LD, Saade G, Hankins GD, et al. Amniotic fluid embolism：diagnosis and management. Am J Obstet Gynecol, 2016, 215 (2)：B16 - B24.

2. Sultan P, Seligman K, Carvalho B. Amniotic fluid embolism：update and review. Curr Opin Anaesthesiol, 2016, 29 (3)：288 - 296.

3. McBride AM. Clinical presentation and treatment of amniotic fluid embolism. AACN Adv Crit Care, 2018, 29 (3)：336 - 342.

（王永红）

笔记

# 035　妊娠合并先天性心脏病1例

## 病历摘要

　　患者，女，22岁，$G_4P_1$，宫内妊娠36$^{+4}$周。因"停经8月余，胸憋、气紧2月余，加重2天"急诊来院。患者平素月经规律，3~4/25~40天，痛经（+），可耐受，末次月经2016年2月20日，预产期2016年11月27日。孕7月余，爬2层楼梯后出现气喘，休息后好转，无头晕、乏力、心慌、胸闷，无咳嗽、咳痰等，未诊治。2016年9月初夜间平卧位时出现胸憋、气紧，无咳嗽、咳痰，端坐休息后好转。就诊于当地某医院，行心脏CDFI检查示左房扩大，二尖瓣关闭不全（轻度），三尖瓣关闭不全（轻度），建议观察。2016年10月初一般体力劳动后出现头晕、乏力、胸憋、气紧，无咳嗽、咳痰等，就诊我院，行心电图示窦性心律，段PR间期，左心室高电压，T波改变。近两天胸憋、气紧加重，急诊入院。急诊查体：心率84次/分，律齐，心尖部、主动脉听诊区、肺动脉听诊区可闻及2级收缩期杂音，伴第一心音减弱，未闻及心包摩擦音。宫高37cm；腹围107cm；胎方位，左枕前；胎先露，头；先露高低，浮；胎心140次/分；宫缩无；胎膜未破；胎儿估重3500g。产科CDFI（2016年10月20日山大二院）示胎头位于下方，双顶径91.2mm，股骨长68.2mm，胎盘位于子宫后壁，成熟度Ⅱ级；羊水暗区：左下34.1mm，左上0，右上48.9mm，右下34.9mm；CDFI示胎儿脐动脉，S/D 2.71。心脏CDFI检查（2016年9月15日外院）示左房扩大，余房室腔内径正常；室壁厚度及运动幅度正常，房间隔连续、完整。各瓣膜形态结构正常，开放好，CDFI示二尖瓣口可见少量反流；三尖瓣口可见少量反流，$V_{max}=231\,cm/s$，$P=21\,mmHg$、各大血管内径、走形及振幅正常。提示左房扩大，二尖瓣关闭不全（轻度），三尖瓣关闭不全（轻度）。诊断：妊娠合并先天性心脏病，二尖瓣关闭不全（轻度），三尖瓣关闭不全（轻度），心功能Ⅲ级，左枕前。

给予完善检查，严密监测生命体征，保证充分休息，避免情绪激动，并请相关科室会诊。入院第2天行剖宫产终止妊娠，以减轻心脏负担，选择连续硬膜外麻醉，麻醉剂中不应加用肾上腺素，麻醉平面不宜过高。术中、术后严格限制输液量，并给于抗菌药物预防感染，严密监测子宫收缩情况，并给予回奶治疗，给予应用预防血栓栓塞药物，治疗过程中，患者病情平稳，术后5天出院。

## 病例分析

妊娠合并心脏病可危及母婴的生命安全，是我国孕产妇非产科因素死亡的重要原因之一，也是我国孕产妇死亡的四大原因之一，仅次于产后出血。心脏病常见的种类有风湿性心脏病和先天性心脏病，风湿性心脏病与先天性心脏病的比例由50年代的20∶1下降为目前的1∶1或1∶2。最新统计，妊娠合并心血管系统疾病患者中先天性心脏病占35%～50%。

妊娠合并心脏病由于其特有的血流动力学特点，在围生期有3个最危险的时期，分别是妊娠期第32～34周、分娩期和产后3日内（产褥期早期）。特别是分娩期，因为是心脏负担最重的时期，此时心脏病孕妇极易发生心力衰竭。心力衰竭是心脏病孕产妇的主要死亡原因，因此加强对患者的综合管理，对降低孕产妇的死亡率具有重要的意义。采用产科为主，多科室协作管理模式对于妊娠合并先天性心脏病孕妇尤其重要，建立孕前、孕期、分娩期、产褥期管理系统，心功能的评价及处理应贯彻始终。

妊娠合并先天性心脏病孕妇的治疗原则：凡不宜妊娠的孕妇，应当于妊娠12周前行治疗性人工流产，妊娠已超过12孕周者，应密切监护，加强产前检查，积极防治心力衰竭，使之度过妊娠期和分娩期。而对于顽固性心力衰竭病例，为减轻心脏负担，应与内科医师配合，在严密监护下行剖宫取胎术；心功能Ⅰ～Ⅱ级，以往无心力衰竭史，胎儿不大，胎位正常，骨产道、软产道无异常及宫颈成熟度好，无产科合并症者可以经阴道分娩，如果过去及孕期曾有心力衰竭史，或心功能Ⅲ～Ⅳ级，应在心力衰竭控制后适时终止妊娠并行剖宫产术，发绀型先天性心脏病，胸片有肺淤血者（早期心力衰竭）即使心功能Ⅰ～Ⅱ级也应行剖宫产，高龄初产，有产科及其他内科合并症者，胎儿臀围较大者也应选择剖宫产。

终止妊娠及分娩后72小时内，是患者心衰和死亡的危险时期，据统计，75%的心脏病孕产妇死亡发生在产褥早期，因此严密的监测极其重要。最常见的并发症是心力衰竭和产后出血，还应注意感染及血栓问题，所以产妇需充分休息并严密监测，预防感染、产后出血及血栓栓塞，纠正贫血，治疗心律失常，心功能Ⅲ级及以上者，不宜哺乳。不宜再妊娠者，可在产后1周行绝育术。

该患者曾有先天性心脏病，孕晚期出现一般体力活动后胸憋、气紧，休息后可缓解，随着孕周增加，一般体力活动明显受到抑制，后出现端坐呼吸，心功能越来越差。入院后重点检查患者是否有发绀、杵状指（趾），是否有心力衰竭及肺动脉高压的体征。该患者心功能Ⅲ级，孕期近足月，治疗后行剖宫产终止妊娠，特别注意分娩后3日内特别是产后24小时内仍是发生心力衰竭的危险时期，应密切观察病情变化。注意治疗过程中药物配伍和影响，特别是利尿、强心和扩血管药物之间的配伍。这三种药物的应用，应根据心输出量、动脉压以及是否有心肌缺血而定，充血性心力衰竭而灌注量正常时，可用利尿剂；严重心力衰竭，如血压正常或升高时，可用扩血管药物；充血性心力衰竭合并灌注不足时，可先用扩血管药物和利尿剂，待动脉压下降后，再用强心药物。

近几年，随着心脏外科手术技术的日益成熟，有严重心脏病的患者接受手术治疗的机会也明显增加，患者心功能得到改善，分娩率大幅度增加。这使妊娠合并先心病的发病率远远高于发展中国家的水平（0.9%～3.7%）和美国（1%～3%）。所以患者可以在幼年、妊娠前或延至分娩后行心脏手术。且应做到详细的孕前咨询，以明确心脏病变类型、程度、心功能状态，并确定是否能妊娠，如不宜妊娠，应在妊娠12周前行治疗性人工流产术。如妊娠超过12周，终止妊娠必须行比较复杂的手术，其危险性不亚于继续妊娠和分娩。因此应密切监护，积极防治心力衰竭，使之度过妊娠期和分娩期。对顽固性心力衰竭的病例，为减轻心脏负荷，应与内科医师配合，在严密监测下行剖宫取胎术。

关键要注意孕期产检及防治心力衰竭。定期产前检查，及早发现心力衰竭的早期征象。在妊娠20周前，应每2周行产前检查1次。在妊娠20周后，尤其是32周后，发生心力衰竭的几率增加，产前检查应每周1次。发现早期心力衰竭征象后，应立即住院。孕期过程顺利者，应在36～38周提前住院待产。

## 病例点评

妊娠合并心脏病是孕产妇和围产儿发病率和死亡率的一个高危因素之一。其发生率已从0.9%上升为3.7%、死亡率最高可达

17%，严重危害母婴健康。其在非在产科死亡原因中居第1位，所导致的主要死亡原因是心力衰竭与严重感染所引起的，对母婴预后有严重影响。妊娠合并心脏病中最常见的是先天性心脏病和风湿性心脏病，对于妊娠合并先心病，不同心功能状态，处理计划分娩方式可能都不一样，导致母婴结局不同。

应特别注意多学科综合治疗，治疗时最好有心内科和儿科医师参加，组成治疗小组，仔细分析每位患者的病情，制定个体化治疗方案，可显著降低孕产妇和新生儿病死率。

## 参考文献

1. Landgraf K，Bollig F，Trowe MO，et al. Sipl1 and Rbck1 are novel Eya1-binding proteins with a role in craniof acial development. Mol Cell Biol，2010，30（24）：5764－5775.

2. Siu SC，Sermer M，Colman JM，et al. Prospective multicenter study of pregnancy outcomes in women with heart disease. Circulation，2001，104（5）：515－521.

（任晶晶）

# 036 糖尿病合并妊娠 1 例

## 病历摘要

患者，女，33 岁，$G_1P_0$，宫内妊娠 $37^{+5}$ 周。主因"停经 9 月余，不规律下腹憋 2 小时余"入院。平素月经规律，6～7/28～30 天，量中，痛经（－），末次月经 2018 年 1 月 24 日，预产期 2018 年 10 月 31 日。孕期过程顺利，规律产检。2018 年 10 月 15 日 8 点出现不规律下腹憋，无阴道流血流水，遂入我科。孕前体重指数：17.71kg/m²，孕期增重 12.5kg。2015 年 11 月于临汾市中心医院被诊为 2 型糖尿病，现皮下注射门冬胰岛素（8U 早餐后；8U 午餐后；8U 晚餐后）控制血糖，空腹 5～6mmol/L，餐后 10～12mmol/L。入院查体：生命体征正常；宫高 38cm；腹围 97cm；胎方位，左枕前；胎先露，头；先露高低，浮；胎心 144 次/分；宫缩不规律；胎膜未破；骨盆外测量：髂棘间径 25cm，髂嵴间径 29cm，骶耻外径 22cm，坐骨结节间径 9cm；右手腕围 16cm。胎儿估重 3400g。内诊：宫颈管未消，宫口未开。辅助检查：产科 CDFI（2018 年 10 月 8 日）示胎头位于下方，双顶径 96.2mm，头围 311.8mm；右侧侧脑室分离宽度约 14.7mm，左侧侧脑室分离宽度约 14.0mm；股骨长 65.5mm；胎心胎动均可见；腹围 333.2mm；胎盘位于子宫后壁，成熟度 Ⅱ 级；羊水暗区深度为左下 16.6mm，左上 27.1mm，右上 48.4mm；TAS 示胎儿脐动脉，S/D 2.72。超声提示①宫内孕，单活胎；②胎儿双侧侧脑室增宽。空腹血糖（2018 年 10 月 8 日）8.9mmol/L；糖化血红蛋白（2018 年 10 月 8 日）7.6%。入院诊断：糖尿病合并妊娠，宫内妊娠 $37^{+5}$ 周，待产，左枕前。鉴别诊断：妊娠期糖尿病。此类孕妇孕前无糖尿病病史，妊娠后产检发现血糖升高，该患者孕前就发现血糖高，故可排除此诊断。

[诊治经过] 入院后完善相关检查，胰岛素控制血糖，化验空腹血糖 8.8mmol/L，糖化血红蛋白 7.6%，监测七段血糖，餐前血糖波动于 5.9~8.9mmol/L，餐后血糖波动于 6.2~12mmol/L，尿酮体（-），因血糖控制欠佳，给予更换胰岛素皮下注射门冬胰岛素（10U 早餐后；8U 午餐后；10U 晚餐后），同日行胎心监护示胎心基线为 140 次/分，基线平直，变异微小，胎动后无胎心率加速，宫缩后胎心率无改变。考虑慢性胎儿窘迫，因慢性胎儿窘迫、血糖控制欠佳，遂急诊行子宫下段剖宫产术，手术过程顺利，以左枕前娩一体重 3800g 活婴，Apgar 评分 1 分钟评 9 分，5 分钟评 10 分。术后根据术前胰岛素用量减半（5U 早餐后；4U 午餐后；5U 晚餐后）控制血糖，血糖控制尚可，术后 3 日出院。

## 🔬 病例分析

妊娠合并糖尿病有 2 种情况：一种为孕前糖尿病（pregestational diabetes mellitus，PGDM）的基础上合并妊娠，又称糖尿病合并妊娠；另一种为妊娠前糖代谢正常，妊娠期才出现的糖尿病，称为妊娠期糖尿病（gestational diabetes mellitus，GDM）。妊娠合并糖尿病孕妇中 90% 以上为 GDM，PGDM 者不足 10%。

无论是 PGDM 还是 GDM 都属于高危妊娠，患者一旦病情控制不好，不但会影响胎儿生长发育，还会导致多种围生期不良结局（如巨大儿、早产儿、新生儿低血糖、胎儿窘迫、胎死宫内、胎儿畸形、剖宫产率增高等），甚至还会严重影响母婴的远期健康。

妊娠合并糖尿病的诊断标准：孕妇妊娠前从未化验过血糖，但在妊娠后的首次产前检查中，只要血糖升高达到以下任何 1 项标准：①空腹血糖≥7.0mmol/L；②75g 口服葡萄糖耐量试验（OGTT），服糖后 2 小时血糖≥11.1mmol/L；③伴有明显的糖尿病症状，同时随机血糖≥11.1mmol/L；④糖化血红蛋白≥6.5%。

妊娠合并糖尿病的患者发生并发症及母儿不良结局的风险更高，因此更需要综合管理，做好充足的孕前准备；掌握血糖、血压控制目标和体重增长标准；掌握科学的饮食和运动指导原则；进行全方位的监测；必要的时候启动胰岛素治疗；遵循科学的产后指导。孕期血糖控制的目标是：空腹血糖、餐前血糖、夜间血糖控制在 3.3～5.6mmol/L，餐后血糖控制在 5.6～7.1mmol/L，HbAlc 控制在 6.0% 以下。经过饮食和运动管理，妊娠期血糖达不到上述标准，应及时加用胰岛素或口服降糖药进一步控制血糖。

由于妊娠期的血糖控制目标比非妊娠期时更加严格，这就意味着患者面临着更大的低血糖风险，而低血糖同样会对母婴造成严重的伤害。因此，千万不可忽视对妊娠期的血糖监测，应当增加监测频率，在确保血糖达标的同时，尽量避免发生低血糖。治疗原则是：维持血糖正常范围，减少母儿并发症，降低围生儿死亡率。

妊娠合并糖尿病的分娩时机：如果血糖控制良好，无母儿并发症的情况下，严密监测下，孕 39 周后终止妊娠；血糖控制不满意者或者出现母、儿并发症者，应及时收入院密切关注母儿并发症，终止妊娠时机采取个体化处置。糖尿病伴发微血管病变者，或者以往有不良产史者，在严密监护下，终止妊娠时机需要采取个体化处置。糖尿病本身不是剖宫产的指征，决定阴道分娩者，应制定产程中分娩计划，产程中密切监测孕妇血糖、宫缩、胎心变化，避免产程过长。选择性剖宫产手术指征：有糖尿病伴严重微血管病变及其他产科指征，孕期血糖控制不好，胎儿偏大尤其估计胎儿体重在

4250g 以上者或既往有死胎、死产史者，应适当放宽剖宫产指征。

## 📋 病例点评

该患者入院前化验血糖空腹 5 ~ 6mmol/L，餐后 10 ~ 12mmol/L，入院后糖化血红蛋白 7.6%，监测七段血糖，餐前血糖波动于 5.9 ~ 8.9mmol/L，餐后血糖波动于 6.2 ~ 12mmol/L，血糖控制欠佳，虽积极改变胰岛素剂量，但由于患者长期血糖控制欠佳，导致胎儿缺氧，胎心监护示胎心基线为 140 次/分，基线平直，变异微小，胎动后无胎心率加速，宫缩后胎心率无改变，考虑慢性胎儿窘迫。遂急诊行子宫下段剖宫产术终止妊娠。因此血糖的控制尤为重要。如果妊娠期血糖达不到目标（HbAlc < 6.0%），应及时用胰岛素等降糖药物。新生儿出生后应测即刻血糖，如出现低血糖症状，需立刻哺乳或喂糖水纠正低血糖。

胰岛素发明前产妇死亡率 30%，围产死亡率 650‰，自 1992 年开始使用胰岛素治疗糖尿病后，母亲死亡罕见，围产死亡率去除畸形为 20‰ ~ 30‰。目前我国大多数医院已经开展了糖尿病筛查，这对母儿的预后大有益处。胰岛素不能通过胎盘屏障，对胎儿无致畸作用，是目前唯一被国家食品药品监督管理总局（CFDA）批准可以用于妊娠期的降糖药物。孕妇肾糖阈下降，尿糖不能准确反映血糖水平。使用胰岛素期间，要监测尿酮体，如果尿酮体阳性而血糖正常或偏低，考虑为饥饿性酮症，应及时增加食物摄入量；若尿酮体阳性且血糖明显升高，考虑为糖尿病酮症酸中毒，应按酮症酸中毒治疗原则处理。产褥期，随着胎盘排出，体内抗胰岛素物质急骤减少，胰岛素所需量明显下降，胰岛素用量应减少至产前的 1/3 ~ 1/2，故该患者术后根据术前胰岛素用量减半（5U 早餐后；4U 午

笔记

餐后；5U 晚餐后），血糖控制尚可。供给足够葡萄糖，以满足基础代谢需要和应激状态下的能量消耗。胰岛素供给期间，应防止糖尿病酮症酸中毒的发生，控制高血糖，并有利于葡萄糖的利用，保持适当血容量和电解质代谢平衡。如糖尿病合并妊娠患者分娩后糖尿病依然存在，则治疗不能中断，多在产后 1～2 周胰岛素用量逐渐恢复至孕前水平。

预防糖尿病合并妊娠，实际上就是预防糖尿病。避免大吃大喝，养成运动习惯，保持苗条的身材等，都可以降低糖尿病的发病风险。如发生妊娠期合并糖尿病，应谨记以下五句话：

孕期高糖不要怕，科学治疗有方法；

合理饮食要记牢，适量运动少不了；

勤测血糖和血压，尿酮监测不要忘；

必要时候要用药，安全必选胰岛素；

乐观心态度孕期，母子平安乐开花。

（刘芳丽）

# 037 妊娠合并再生障碍性贫血1例

## 病历摘要

患者，女，26岁。主因"停经9月余，发现血小板减少4月余"入院，孕3月余因刷牙时出现牙龈出血伴头晕、乏力，就诊于当地医院化验血小板43.5×10⁹/L，后就诊于我院血液科，行骨髓穿刺示骨髓增生低下，粒系占80.5%，红系占1.0%，未见巨核细胞，骨髓活检示骨髓增生低下，脂肪细胞明显增多，少量粒、红细胞散在分布，全片见3个巨核细胞，铁染色（－），网状纤维染色（－），考虑再生障碍性贫血，予重组人促红细胞生成素、腺苷钴胺、地塞米松、叶酸、维生素 B12 治疗，监测血常规示白细胞（4.5～5.4）×10⁹/L，血小板（43～50）×10⁹/L，血红蛋白59～68g/L。孕8月复查血小板37×10⁹/L，血红蛋白55g/L，住院输注去白细胞悬浮红细胞8U，血小板4U纠正至血红蛋白95g/L，血小板72×10⁹/L出院。院外血红蛋白、血小板进行性下降，白细胞波动于（4～5）×10⁹/L。孕9月当地医院化验血小板19.7×10⁹/L，血红蛋白84.6g/L，再次急诊转入我院。入院后间断输注血小板3U，考虑患者病情危重，妊娠已足月但短时间内难以经阴道分娩，予剖宫产终止妊娠，新生儿结局良好，术中术后予应用强力子宫收缩剂促进子宫收缩，减少失血，术后予广谱抗菌药物预防感染。术后第2天化验血红蛋白70g/L，血小板47×10⁹/L，予输注去白细胞悬浮红细胞4U，血小板1U，术后第4天复查白细胞3.76×10⁹/L，血红蛋白104g/L，血小板64×10⁹/L，予出院。院外监测血常规示产后病情有所缓解，于产后6周复查血常规示白细胞5.5×10⁹/L、血红蛋白 102g/L、血小板 $82 \times 10^9/L$，遂继续于我院血液科进一步诊治。

## 病例分析

再生障碍性贫血（aplastic anemia，AA）是一组由多种病因所致的骨髓造血功能衰竭性综合征，以骨髓造血细胞增生减低和外周血全血细胞减少为特征，临床以贫血、出血和感染为主要表现。确切病因尚未明确，AA 发病可能与化学药物、放射线、病毒感染及遗传因素有关。妊娠合并 AA 的发生率国内报道为 0.03%～0.08%。妊娠不是 AA 的原因，但妊娠可使其病情加剧，再加上妊娠期间生理性血液稀释，易发生贫血性心脏病，甚至心力衰竭。妊娠期严重贫血（血红蛋白 <60g/L）对胎儿不利，可导致流产、早产、胎儿生长受限、死胎和死产等。临床表现依发病时间分急性型和慢性型。急性型患者病情重，贫血呈进行性加重，常伴严重感染、内脏出血，而慢性者起病缓慢，主要表现为进行性贫血，感染、出血等症状均相对较轻。妊娠合并 AA 以慢性型居多。根据 2017 年 AA 诊断与治疗中国专家共识，其诊断标准为：

（1）血常规检查。全血细胞（包括网织红细胞）减少，淋巴细胞比例增高。至少符合以下 3 项中的 2 项：血红蛋白 <100g/L，血小板 $<50 \times 10^9/L$，中性粒细胞绝对值 $<1.5 \times 10^9/L$。

（2）骨髓穿刺。多部位（不同平面）骨髓增生减低或重度减低；小粒空虚，非造血细胞（淋巴细胞、网状细胞、浆细胞、肥大细胞等）比例增高；巨核细胞明显减少或缺如；红系、粒系细胞均明显减少。

（3）骨髓活检（髂骨）。全切片增生减低，造血组织减少，脂

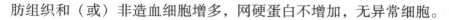

肪组织和（或）非造血细胞增多，网硬蛋白不增加，无异常细胞。

（4）除外检查。必须除外先天性和其他获得性、继发性骨髓造血衰竭疾病。

AA病情没彻底改善之前应严格避孕。妊娠合并AA应由产科医师及血液科医师共同管理，主要以支持疗法为主。

1. 妊娠期。①治疗性人工流产。AA患者在病情未缓解之前应避孕。若已妊娠，在妊娠早期应做好输血准备同时行人工流产。妊娠中、晚期孕妇，因终止妊娠有较大危险，应加强支持治疗，在严密监护下妊娠直至足月分娩。②支持疗法。注意休息，增加营养，少量、间断、多次输新鲜血，提高全血细胞含量，使血红蛋白大于60g/L。③出现明显出血倾向。给予糖皮质激素治疗，如泼尼松10mg，每日3次口服，但不宜久用。也可用蛋白合成激素，如羟甲烯龙5mg，每日2次口服，有刺激红细胞生成的作用。④预防感染。选用对胎儿无影响的光谱抗菌药物。

2. 分娩期。多数能经阴道分娩，注意缩短第二产程，防止第二产程用力过度，必要时助产，以避免重要脏器出血。产后仔细检查软产道，防止产道血肿形成。有剖宫产术指征者，可采用手术止血措施，减少产后出血。由于AA患者所分娩的新生儿系高危儿，出生后应做好抢救准备，加强护理。但轻度贫血者对胎儿影响不大，分娩后能存活的新生儿一般血象正常，极少发生AA，中重度贫血可能导致流产、早产、胎儿生长受限、死胎及死产等。产褥期继续支持疗法，加强宫缩，预防产后出血可感染。

## 病例点评

（1）该患者孕早期即化验血小板低于正常值，及时转诊我院血液科并经由骨髓穿刺确诊为 AA，之后定期监测血常规，并给予积极治疗，诊断明确，处置及时。

（2）妊娠足月后病情加重，但短时间内血小板难以恢复正常，可能面临进一步病情恶化，故予输注血小板后适时终止妊娠可保障母婴安全。

（3）为预防血小板过低所致产后大出血，术中应用强力的宫缩剂促进子宫收缩，减少出血和血小板消耗，并给予广谱抗菌药物预防产后严重感染，因患者同时存在白细胞减少，因此产褥期可能发生严重感染，预防感染也是治疗妊娠合并 AA 时极为重要的一部分。

（4）因 AA 为慢性疾病，因此需密切随访，本病例随访至产褥期结束，病情有所缓解，但不除外日后再次病情加重可能，因此仍需长期随访，如有再生育意愿时，应早期干预。

（罗小琳）

# 038　妊娠合并系统性红斑狼疮1例

## 病历摘要

患者，女，25岁，$G_0P_0$。主因"停经9月余，不规律下腹憋2天"入院。患者平素月经规律，7/25天，量中，痛经（＋），可耐受，末次月经2015年9月27日，预产期2016年7月4日。停经30余天自测尿妊免（＋），无明显早孕反应，孕4月自觉胎动至今，孕前3个月无病毒感染史及有毒、有害物质接触史。不规律产检，未行唐氏筛查及糖筛。2016年6月9日5时出现少量阴道流血，伴不规律下腹憋，无阴道流水，11日凌晨1时下腹部疼痛较前加重，遂急诊入我科。孕期无头晕、头痛及视物模糊等不适，孕期精神、食欲、睡眠可，大小便正常。孕期增重7kg，孕前BMI 20.29kg/m²。2014年因面部发热于某中医院诊断为系统性红斑狼疮，一直规律口服醋酸泼尼松龙片（20mg/次、1次/日）、硫唑嘌呤片（100mg/次、1次/日）、硫酸羟氯喹片（0.1g/次、3次/日）、百令胶囊（2粒/次、3次/日）至今，无面部红斑、光过敏、口腔溃疡，无口干、眼干，无腰背痛、足跟痛等不适。一般检查：体温36.5℃，脉搏78次/分，呼吸20次/分，血压123/74mmHg，身高158cm，体重58kg。产科检查：宫高29cm；腹围92cm；胎心136次/分；胎方位，左枕前；胎先露，头；先露高低，浮；宫缩15″/（10′～15′），破膜：无。骨盆外测量：髂棘间径25cm；髂嵴间径27cm；骶耻外径19cm；坐骨结节间径9cm；右手腕围16cm，胎儿估重约2400g。辅助检查：产科CDFI（2016年6月10日当地医院）示胎头位于腹部下方，双顶径8.7cm，头围33.5cm；股骨长7.0cm；脐动脉S/D 2.4；胎盘位于子宫前壁，成熟度 I ＋级；羊水暗区深度为左上 1.9cm，左下 1.8cm，右上 1.8cm，右下 1.8cm。超声提示宫内妊娠，单活胎，头位，羊水稍少，胎儿胎盘循环功能正常。孕期免疫指标基本正常。孕 34 周抗双链 DNA 及抗 Sm 抗体均阴性，补体 C3 1.02g/L，补体 C4 246mg/dl。肾功：尿素氮及肌酐正常，尿蛋白（－），血常规、凝血功能及肝功能均正常。初步诊断：宫内妊娠 36$^{+5}$周，先兆早产，左枕前，妊娠合并系统性红斑狼疮。鉴别诊断：①类风湿性关节炎。以关节起病，特征表现为关节疼痛、肿胀、晨僵，持续时间短，为侵蚀性，类风湿因子可阳性。该患者无关节肿痛，故排除此诊断。②结节性多动脉炎。可有皮肤、关节和肾脏受累，皮肤改变多为皮下结节，大关节肿痛，血白细胞数常升高，抗核抗体阴性。该患者与上述症状不符，暂可除外此诊断。

## 病例分析

系统性红斑狼疮（systemic lupus erythematosus，SLE）是自身免疫介导的，以免疫性炎症为突出表现的弥漫性结缔组织病。血清中出现以抗核抗体为代表的多种自身抗体和多系统受累是 SLE 的两个主要临床特征，妊娠合并系统性红斑狼疮应重视以下几点：

1. 应该重视对 SLE 患者及家属的孕期宣传教育。SLE 患者的妊娠过程是一个病理过程，妊娠过程与疾病之间相互影响，会造成疾病复发、加重，导致妊娠失败与胎儿丢失，危及孕妇生命。即使经过医师的积极努力、严密监测，发生不良妊娠转归、孕妇死亡的危险依然存在，因此告知患者及其亲属相关知识，取得患者的理解和配合，是取得最佳妊娠结果的重要环节之一。

2. SLE 患者是否需要避孕？该如何避孕？SLE 患者的妊娠必须

是有计划的，所有患有 SLE 的育龄期女性都应采取严格的避孕措施。SLE 患者可以采取的避孕措施包括宫内节育器（IUD）、工具避孕、口服避孕药物等。IUD 适用于除小剂量糖皮质激素（泼尼松 15mg/日或相当剂量以下）外不服用免疫抑制剂的患者；口服避孕药适用于病情稳定、抗磷脂抗体阴性、无肾病综合征、没有血栓病史的患者，推荐使用以含孕激素为主的口服避孕药；所有 SLE 患者都可以采用工具避孕，但通常单独的工具避孕达不到严格避孕的效果，应配合其他避孕措施共同使用。

3. SLE 患者妊娠适应证是什么？

（1）SLE 患者必须同时满足下述条件才可以考虑妊娠：①疾病不活动且保持稳定至少 6 个月；②糖皮质激素的使用剂量为泼尼松 15mg/d（或相当剂量）以下；③24 小时尿蛋白排泄定量 < 0.5g；④无重要脏器损害；⑤停用免疫抑制药物如环磷酰胺、MTX、雷公藤、霉酚酸酯等至少 6 个月；对于服用来氟米特的患者，建议先进行药物清除治疗后，再停药至少 6 个月后才可以考虑妊娠。对于孕期一直服用羟氯喹的患者，建议妊娠期间继续使用。

（2）以下情况属于妊娠禁忌证：①严重的肺动脉高压（估测肺动脉收缩压 > 50mmHg，或出现肺动脉高压的临床症状）；②重度限制性肺部病变（用力肺活量（FVC）< 1L）；③心功能衰竭；④慢性肾功能衰竭〔血肌酐（SCr）> 2.8mg/L〕；⑤既往有严重的子痫前期或即使经过阿司匹林和肝素治疗仍不能控制的 HELLP 综合征；⑥过去 6 个月内出现脑卒中；⑦过去 6 个月内有严重的狼疮疾病活动。

4. SLE 患者妊娠期间的随诊频率及随诊内容。

（1）SLE 患者的风湿科随诊内容：一旦经产科确定妊娠后，SLE 患者需立即到风湿免疫专科进行随诊。妊娠期间每次随诊的内容包括详细的病史与体格检查，同时还应进行全面的实验室检查，包括对血常规、尿常规、24 小时尿蛋白排泄定量、肝功能、肾脏功能、生化及电解质水检测、血糖、血尿酸水平、血清补体、免疫球蛋白定量、dsDNA 抗体水平进行监测，对疾病的整体情况或有无复发进行评估；对合并抗磷脂综合征的患者，应定期监测抗心磷脂（ACL）抗体、狼疮抗凝物（LA）、抗 $\beta_2$ 糖蛋白-1（抗 $\beta_2$GP-1）抗体、抗 SSA 或抗 SSB 抗体水平。

（2）SLE 妊娠患者的风湿科随诊频率：在确定妊娠后，应根据患者的具体情况考虑整个妊娠过程中的随诊频率。推荐在妊娠 28 周前每 4 周 1 次，自第 28 周始每 2 周随诊 1 次。对于临床表现或血清学检查提示有病情复发可能的，应缩短随访间隔。

对于血清抗 SSA 或抗 SSB 抗体阳性、或前次胎儿发生心脏异常的患者，建议在妊娠 16～24 周，每 2 周行 1 次胎儿心脏超声检查，监测胎儿心脏结构及传导情况；若无异常，建议在 24 周后每 3～4 周进行 1 次胎儿心脏超声检查。如果发现胎儿出现心脏异常或传导功能异常，建议每 1～2 周进行 1 次胎儿心脏超声检查，直至胎儿出生。如果发现胎儿出现心脏Ⅰ、Ⅱ度房室传导阻滞，可以使用地塞米松或倍他米松进行治疗；建议地塞米松剂量为 4mg/d 或倍他米松 4mg/d，一直使用至终止妊娠时；并建议在 37 周时终止妊娠。对于发现有心肌病变的胎儿，可试用丙种免疫球蛋白静脉输注 1g/d。但对于完全房室传导阻滞者，上述治疗几乎均不可逆转，因此发现早期的房室传导阻滞十分重要。羟氯喹（HCQ）可以减少抗 SSA 和（或）抗 SSB 抗体阳性母亲所生胎儿发生心脏传导阻滞的发生率。因此，建议在这些患者中使用 HCQ，剂量为一次 200mg，2 次/日。

（3）SLE 患者的产科随诊内容及频率：在确定妊娠后，应根据患者的具体情况考虑整个妊娠期间的随诊频率。推荐妊娠 28 周前每 4 周随诊 1 次，自第 28 周始每 2 周随诊 1 次。但由于患者在孕 28 周后病情变化较快，因此随诊间隔应由产科医师根据具体情况确定。在明确妊娠后，需要进行胎儿 B 超检查，明确胎儿的确切胎龄。产科随访内容包括常规产科检查、血压监测、胎心监测，在妊娠 16 周后应每月进行 1 次胎儿 B 超检查，以监测胎儿的生长情况以及是否有畸形。如果出现胎儿发育迟缓或子痫前期表现，则应该缩短随诊间隔；在妊娠 28 周后，应每 2 周进行 1 次脐带动脉血流 Doppler 检查，监测胎儿血供情况；自 28 周始，原则上应每 2 周进行 1 次胎儿监测。如有异常可每周进行一次脐带动脉血流 Doppler 检查和胎儿监测。

5. SLE 患者妊娠期间的药物该如何使用？

（1）糖皮质激素。建议使用不含氟的糖皮质激素剂型控制 SLE 患者病情，使用剂量应视患者的病情轻重程度而定，应尽量使用最小的可控制疾病的剂量，建议维持剂量不超过每日相当于泼尼松 15mg 的剂量。对于胎儿疾病，如新生儿狼疮或为促进胎儿肺部发育成熟，可以使用含氟的糖皮质激素。

（2）免疫抑制剂。SLE 患者妊娠期间可以使用的免疫抑制剂包括硫唑嘌呤、环孢素 A、他克莫司；禁用的免疫抑制剂有 MTX、霉酚酸酯、来氟米特、环磷酰胺、雷公藤等。已经服用这些药物的患者，建议在停药半年后再考虑妊娠。服用来氟米特者应先使用口服考来烯胺（消胆胺）8g，3 次/日，服用 11 天后，在至少 14 天间隔内 2 次检测血浆中来氟米特浓度，其应在 0.02mg/L（0.02μg/ml）以下，如果血浆浓度高于此水平，还需再进行 1 个周期的考来烯胺治疗。也可口服或通过胃管给予活性炭混悬液 50g，每 6 小时 1 次，连续使用 24 小时，以清除体内药物。进行药物清除治疗后再停药

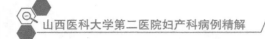

半年尚可考虑妊娠。

（3）羟氯喹。其是经临床使用经验证实为安全的药物，对于抗磷脂抗体阳性的患者，在妊娠后应该使用 HCQ，以减少血栓形成的危险，对于抗 SSA 或抗 SSB 阳性的 SLE 患者，建议服用，以降低胎儿心脏传导阻滞的发生率，推荐剂量为 200mg，2 次/日。

（4）非甾体抗炎药（NSAIDs）。在妊娠中期使用是安全的，但在妊娠早期和后期不建议使用。

（5）对乙酰氨基酚。可用于缓解 SLE 妊娠患者的关节疼痛等症状，可以在妊娠期间安全使用。

（6）降压药物治疗。对伴有高血压的 SLE 患者可以使用的降压药物包括 β 受体阻滞剂（如阿替洛尔、美托洛尔、普萘洛尔、拉贝洛尔）；中枢性交感神经抑制剂（甲基多巴、可乐定）、扩血管药物（如尼非地平、氨氯地平、肼苯哒嗪）以及利尿药物（如呋噻米）。禁用血管紧张素转换酶抑制剂或血管紧张素转换酶受体抑制剂。对于重度高血压，除可以使用拉贝洛尔、尼非地平、肼苯哒嗪外，还可以使用静脉降压药物。由于妊娠期间药物代谢的变化，在常规剂量降压效果不佳时，建议咨询心脏科医师，调整药物剂量及使用频次。

6. SLE 患者妊娠期间疾病复发该如何处理？有近 50% 的 SLE 患者在妊娠期间会出现疾病活动或复发，对于疾病轻度活动的患者，可以将糖皮质激素泼尼松加量至中等剂量（或相当剂量的其他糖皮质激素，但不建议使用含氟的糖皮质激素）4 周，然后逐渐减量至泼尼松 15mg/d 以下维持。妊娠前没有使用 HCQ 的患者应加用，推荐剂量为 200mg，2 次日；病情中、重度活动的患者，可采用大剂量泼尼松治疗或使用甲基泼尼松龙冲击治疗；使用大剂量糖皮质激素的时间应尽量短，以控制病情为宜，并尽快将泼尼松的剂量减至15mg/d以下，没有使用HCQ的患者应加用，推荐剂量为200mg，2次/日。如果病情需要加用免疫抑制剂，尤其是肾脏病变严重需要进行免疫抑制治疗时，可使用硫唑嘌呤、环孢素或他克莫司。

7. SLE患者的分娩方式该如何选择？

（1）对于在整个妊娠过程中病情稳定的患者，可以采取自然分娩的方式来结束妊娠，但对于妊娠期间病情不稳定或出现产科并发症的患者，可以采取剖宫产术。出现以下情况时，应尽早终止妊娠：①妊娠前3个月即出现明显的SLE病情活动；②孕妇SLE病情严重，危及母体安全时，无论孕期大小都应尽早终止妊娠；③孕期检测发现胎盘功能低下，危及胎儿健康，经产科与风湿科治疗后无好转者；④出现以下并发症时：重度妊娠高血压、精神和（或）神经异常、脑血管意外、弥漫性肺部疾病伴呼吸衰竭、重度肺动脉高压、24小时尿蛋白排泄定量在3g以上；⑤对于病情平稳的患者，如果胎龄已满38周，胎儿已发育成熟时，建议终止妊娠；⑥SLE患者妊娠期间病情复发需要治疗。

（2）SLE患者终止妊娠时糖皮质激素的使用。对于病情稳定的、每日口服糖皮质激素剂量相当于泼尼松5mg/d者进行人工流产、正常分娩或剖宫产手术时均不需要额外增加激素的剂量。但对于每日口服激素剂量在泼尼松5mg/d（或相当剂量）以上者，均应该在围手术期调整糖皮质激素的使用剂量。对于进行人工流产、中期引产手术或正常生产的患者，在使用糖皮质激素的基础上，在手术当日或产程启动时服用泼尼松5mg（或相当剂量）或于产程启动时或于手术前0.5小时，静脉注射甲基泼尼松龙5mg或氢化可的松25mg，次日恢复原口服剂量即可；进行剖宫产手术的患者，在原糖皮质激素剂量的基础上，在手术当中静脉输注甲基泼尼松龙10～

15mg 或氢化可的松 50～75mg，术后次日起改为静脉注射氢化可的松 20mg，每 8 小时 1 次，术后第 3 天恢复至术前用量即可。

8. SLE 患者产后能否哺乳？由于母乳中含有大量对胎儿有益的物质，而且母乳喂养有利于儿童的心理与生理健康发育，及产妇的恢复，因此推荐 SLE 患者进行母乳喂养。口服泼尼松（龙）或甲基泼尼松龙、HCQ 与非甾体抗炎药（NSAIDs）的患者都可以进行母乳喂养。服用阿司匹林和华法林以及使用肝素治疗的 SLE 患者可以正常哺乳。服用环磷酰胺、霉酚酸酯、MTX、来氟米特、硫唑嘌呤、环孢素 A、他克莫司的 SLE 患者不宜哺乳。但对于服用泼尼松剂量超过 20mg/日或相当剂量者，应弃去服药后 4 小时内的乳汁，并可在服药 4 小时后再进行哺乳。

9. 新生儿能否按正常新生儿对待？一些新生儿狼疮综合征（neonatal lupus syndrome，NLE）的症状不会在出生后立即表现出来，因此对抗体滴度高的母亲所生的新生儿或既往有 NLE 分娩史的母亲所生的新生儿，应密切随访，最初在新生儿出生后 2 周、满月后每月、至出生后 6 个月都应进行随访，此后每 3 个月随访 1 次，至少至 1 岁。

10. NLE 该如何治疗？NLE 是指抗 SSA/Ro 和（或）抗 SSB/La 抗体阳性母亲分娩的新生儿，出现心脏传导功能异常、皮疹、肝功能损害或血液等其他系统异常的临床综合征。对所有妊娠的 SLE 患者都应进行抗 SSA/Ro 和（或）抗 SSB/La 抗体的检测，对于这两种抗体中有一种阳性，尤其是高滴度者，或既往有过 NLE 生育史的孕妇，应密切监测，警惕其胎儿发生 NLE 的危险。对 SLE 患者的新生儿，除了常规新生儿检查外，还应进行心脏超声、心电图、血液、肝功能等多方面的评估。

（1）心脏损害。NLE 患儿出现的心脏传导阻滞可以是致命的。

对于Ⅲ度心脏传导阻滞的患儿，绝大多数都需要植入永久性心脏起搏器，尤其是出生时心率＜55次/分钟。出生后出现的Ⅰ度和Ⅱ度传导阻滞有发展成Ⅲ度传导阻滞的危险。对于在胎儿期就已经发现的Ⅱ度传导阻滞，即便经过治疗已经逆转，仍有进展到Ⅲ度传导阻滞的危险，因此出生后仍需密切监测。对于胎儿期发现过任何心脏传导功能异常的新生儿，出生后都应请儿童心脏病专家会诊，并密切随诊。对于胎儿期间没有发生心脏损害的抗SSA和（或）抗SSB抗体阳性的SLE患者所生新生儿，不需要进行心脏方面的特殊监测。

（2）皮疹。出现皮疹的新生儿应避免紫外线照射，外出应使用防晒物品。多数皮疹在6～8个月内可自行缓解，少数可以局部使用糖皮质激素，对持续毛细血管扩张者可考虑进行激光治疗。

（3）血液系统。轻度的白细胞下降或血小板减低，可以自行恢复正常，一般不需治疗。少数血液系统受累严重的患儿需使用泼尼松（$1\sim 2mg\cdot kg^{-1}\cdot d^{-1}$）或相当剂量的糖皮质激素，或静脉输注丙种球蛋白（2g/kg）治疗。

（4）其他情况。对有严重肝功能异常、胆汁淤积或者神经系统损害的患儿可试用糖皮质激素、丙种球蛋白和（或）免疫抑制剂治疗。

诊疗计划：患者目前病情稳定，在整个妊娠过程中病情控制平稳，孕期无狼疮活动，无妊娠高血压、肺部疾病及肾功能损害等严重并发症，且胎龄已超过34周，胎儿基本发育成熟，无需继续保胎，故建议积极经阴道试产，期待自然临产。并于2016年6月11日16时自然临产，临产后再次给予泼尼松5mg口服，试产过程中严密监测生命体征，观察患者的一切不适主诉，如胸憋、气短、头痛、头晕及意识情况，如有异常，必要时请风湿科、神经内科、呼吸科等相关科室会诊。

## 🩺 病例点评

　　该患者产程进展顺利，于 17 时自然分娩一活婴，产后子宫收缩好，阴道出血总量约 300ml，术后第 2 天继续口服泼尼松，同孕前剂量，术后前 3 天病情平稳出院。

### 参考文献

1. 中国系统性红斑狼疮研究协作组专家组，国家风湿病数据中心. 中国系统性红斑狼疮患者围产期管理建议. 中华医学杂志，2015，95（14）：1056 – 1060.
2. 宋玙璠，谈秀娟，马雯雯，等. 系统性红斑狼疮患者的围妊娠期管理. 中华生殖与避孕杂志，2018，38（9）：774 – 778.

（孙肖霞）

# 039 肩难产1例

## 病历摘要

患者，女，32岁，孕39$^{+4}$周，身高156cm，体重78kg，急诊入院。否认糖尿病病史。产科检查：宫高36cm；腹围106cm；头先露，规律宫缩，10″/(4′~5′)。内诊：颈管已消，宫口开3cm。B超提示双顶径97.2mm，股骨长71.3mm，腹围377.2mm。胎儿估重4000g，高度怀疑巨大儿可能，建议行剖宫产，患者及家属拒绝行剖宫产，要求阴道试产，估计不可避免阴裂伤，与产妇沟通后，做双侧阴部神经阻滞麻醉，行会阴左侧切，保护会阴协助胎头娩出，胎儿以右枕横娩出后出现前肩娩出困难，考虑肩难产，遂予屈大腿，耻骨联合上方压前肩，加压同时适当下压牵拉胎头，娩出一体重4200g男婴，新生儿面部呈青紫色，Apgar评分1分钟评7分，5分钟评8分，10分钟评9分。胎盘胎膜娩出完整，为预防产后出血给予卡前列腺素氨丁三醇250μg肌肉注射，后查子宫收缩好，阴道出血较前好转，常规缝合会阴侧切口，产时产后共出血300ml。产后产妇子宫收缩好，阴道流血不多，会阴处见切口愈合良好，无红肿、渗出，新生儿无颅内出血、锁骨骨折、臂丛神经损伤，患者产后3天恢复好出院。

## 病例分析

肩难产（shoulder dystocia）指胎头娩出后，胎儿前肩嵌顿于耻骨联合后上方，用常规助产手法不能娩出胎儿双肩的少见急症性难

笔记

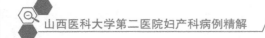

产。其发生与巨大儿、骨盆狭窄、困难阴道助产术、第二产程延长，孕妇身材短小、肥胖，孕妇有多产、过期产、巨大儿分娩史及糖尿病等因素有关。多种因素同时存在时，发生肩难产的危险性则明显增加。虽然有一些已知的肩难产的高危因素，但肩难产仍不能被准确预测与预防。临床工作人员需知晓肩难产的高危因素，以期早期发现高风险分娩病例，同时需做好随时处理肩难产的准备。肩难产是一个不可预测也不可预防的产科急症，会使孕妇与胎儿同时面临损伤危险，处理不当可致母儿严重后果，如发生新生儿窒息、臂丛神经损伤、锁骨骨折，产妇产后出血、会阴裂伤及产褥感染等，因此，早期预测和正确处理肩难产在临床上具有重要意义。肩难产母亲产后出血和会阴严重裂伤的发生与操作者实施的解除肩难产的手法没有相关性。

目前，处理肩难产的常用方法有：①屈大腿法（Mc Rorbert 法）。其好处是耻骨联合向头侧旋转并使腰椎伸直，增大了骨盆入口平面，可松解嵌顿的前肩；可使骨盆入口处于垂直于产力的位置，减少分娩时的产力。Mc Rorbert 法单独使用的有效率达 40% ~ 80%。②压前肩法。助手在产妇耻骨联合上方触到胎儿前肩部位并向下方加压，使双肩径缩小，同时助产者牵拉胎头，两者相互配合持续加压与牵引。③旋肩法（Woods 法）。当后肩已入盆时，助产者以食、中指深入阴道紧贴胎儿后肩的背面，将后肩向侧上旋转，助手将胎头向同方向旋转，当后肩逐渐旋转至前肩位置时娩出。④牵后臀娩后肩法。助产者的手沿骶骨伸入阴道，握住胎儿上肢，沿胎儿胸前滑过，娩出胎儿后肩及后上肢，再将胎肩旋转至骨盆斜径上，牵引胎头使前肩入盆后即可娩出。⑤四肢着地法。产妇翻转至双手和双膝着地，重力作用或这种方法产生的骨盆径线的改变可能会解除胎肩嵌塞状态。⑥断锁骨法。以上方法无效时，可剪断胎儿锁骨娩出

后缝合软组织，锁骨能自愈。上述方法中首选前两种手法，Mc
Rorbert法和耻骨联合上加压法简单易行；旋转法和后肩娩出法可以
解决部分难产病例。但随着手法次数增加，新生儿及母亲损伤亦增
加。锁骨切断法通常用于死婴，也可用于活胎，但应严格掌握适应
证，操作前必须征得患者及家属同意。极少数阴道产失败后可将胎
头移位至盆腔，然后行剖宫产术。尽管不同临床情况下肩难产的处
理方式不同，但一些系统的临床管理途径可用于应对各种肩难产。
无论采用何种手法及处理方法，母亲与婴儿的并发症还是不可预
测，也可能在所难免。通常在初步牵引未成功娩出胎儿肩部时即可
做出肩难产的诊断。在肩难产事件发生时，有效沟通非常重要，需
记录肩难产诊断的时间和完成分娩的时间，要求额外的护士、产科
医师、以及麻醉医师的支援。在应急准备、采取手法解除肩难产
时，不要让产妇用力，应让产妇采取有利于医务人员实施手法操作
的体位，助产者在牵引胎头时须沿轴向牵引。轴向牵引是指产妇位
于水平截石位，施加在胎儿脊柱颈胸段的牵引力矢量方向在25°～
45°。总之，肩难产是严重的分娩期并发症，如能早期预测和正确
处理肩难产，能降低产妇以及新生儿的并发症，在临床上具有重要
意义。

　　根据本产妇宫高＞35cm，宫高＋腹围≥140cm，胎儿腹围＞
33cm，巨大儿可能性较大。对于非糖尿病孕妇估计胎儿体重超过
5000g和糖尿病孕妇估计胎儿体重超过4000g的巨大儿者，应考虑
其行剖宫产。本例产妇为估计胎儿体重＞4000g而无糖尿病者，可
阴道试产，同时做好处理肩难产的准备工作，但产程中需放宽剖宫
产指征。在分娩过程中，胎头娩出后，出现胎颈回缩，胎儿颏部紧
压会阴，胎肩娩出受阻，根据B超除外胎儿畸形，即诊断为肩难
产，立即求助，当时在产房的值班医师及另外一名助产士再次确认

诊断后马上采用耻骨上加压法，同时呼叫上级医师做好新生儿心肺复苏及抢救准备。经多方努力，产妇顺利娩出 1 子，新生儿无窒息，胎儿胎盘娩出后，检查阴道宫颈无误，观察 2 小时后安返病房。因此产时准确判断肩难产，并及时呼叫帮助协同处理，取得了良好结局。

## 📋 病例点评

肩难产是一个高危/低频率事件，因此产科模拟训练是一个有效的准备方法。研究发现，模拟训练可改善沟通、促进各种手法的熟练使用、保证全面的事件记录。推荐同步记录肩难产的处理过程，应记录事实、临床表现、肩难产的观察所见与处理程序。从临床角度来看，这些记录能够帮助医师充分准确地将分娩情况告知产妇及后续的医疗保健人员，并有利于为产妇未来风险提供咨询和建议。

（田小庆）